刻意练习 · 自我成长书系

致 读 者

正式阅读本书前请扫码登录
本书专属的读者交流小程序
助你坚持练习、实现自我成长!

扫 码 登 录

这个小程序可以用于**打卡并记录**你的练习过程,
如果你在练习中遇到以下情景,也可以在小程序里**发帖交流**:

1. 遇到任何疑问,想和正在做相同练习的朋友探讨;
2. 想到任何建议和练习小技巧,想分享给同伴,帮助他们更好地练习;
3. 发现任何感悟、收获和成长,想将这份喜悦分享给同伴,得到他们的鼓励;
·············

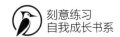
刻意练习
自我成长书系

修复情绪的
100项艺术练习

Essential Art Therapy Exercises

Effective Techniques to Manage Anxiety,
Depression, and PTSD

Leah Guzman
[美] 利娅·古兹曼 _____ 著 李红菊 _____ 译

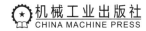
机械工业出版社
CHINA MACHINE PRESS

图书在版编目（CIP）数据

修复情绪的 100 项艺术练习 /（美）利娅·古兹曼（Leah Guzman）著；李红菊译 . —北京：机械工业出版社，2023.9

（刻意练习 . 自我成长书系）

书名原文：Essential Art Therapy Exercises: Effective Techniques to Manage Anxiety, Depression, and PTSD

ISBN 978-7-111-73982-1

Ⅰ.①修…　Ⅱ.①利…②李…　Ⅲ.①艺术 – 应用 – 精神疗法 – 普及读物　Ⅳ.①R749.055-49

中国国家版本馆 CIP 数据核字（2023）第 209419 号

机械工业出版社（北京市百万庄大街22号　邮政编码100037）
策划编辑：胡晓阳　　　　　　责任编辑：胡晓阳
责任校对：梁　园　　李小宝　　责任印制：常天培
北京宝隆世纪印刷有限公司印刷
2024 年 1 月第 1 版第 1 次印刷
170mm × 220mm · 10印张 · 2插页 · 79千字
标准书号：ISBN 978-7-111-73982-1
定价：69.00元

电话服务　　　　　　　　　　网络服务
客服电话：010-88361066　　　机　工　官　网：www.cmpbook.com
　　　　　010-88379833　　　机　工　官　博：weibo.com/cmp1952
　　　　　010-68326294　　　金　书　网：www.golden-book.com
封底无防伪标均为盗版　　　　机工教育服务网：www.cmpedu.com

本书献给正在受苦的人
愿艺术引导你走上康复之路

丛书序

为什么你需要这套"刻意练习·自我成长书系"

人工智能时代，我们越发需要通过刻意练习来升级自身的技能和能力。

无论是学习"硬技能"，如学英语、学开车、学财会、学设计，
还是提升"软能力"，如沟通能力、情绪调节能力、自我管理能力，
当你想要在某个领域内有所提升，却不知道该如何着手时，
或许报名一个正式课程或者寻找一位资深老师是很好的选择，
因为两者都会提供一套循序渐进的体系以及手把手的指导和反馈。

但是，如果你不想承担课程费用、没时间上课，或者更喜欢自己探索，
那么这套"刻意练习·自我成长书系"就是为你准备的！
这套图书精选各类个人成长主题，形成专项练习手册，
让你在家中就可以实现自我成长和提升！

每本书的作者都是相关领域的资深助人专家，如心理咨询师、社会工作者、教练等。

这些书就是他们为你精心开发的系统课程，提供了种类丰富的结构化练习项目。

所有练习的原理均源自科学研究，已被证明其有效性。

就个人成长与发展而言，这些练习手册是绝佳工具。

手册中的每个练习都有详细讲解，包括练习的目的、准备工作、注意事项、范例等。

每本手册都像一位贴心的老师，手把手带着你练习，让你一步步成为更好的自己。

运用手册中的工具及资源，你能立刻将所读所学转化为行动，做出改变。

这些练习手册使用起来非常灵活，

你既可以有针对性地开展部分练习，以解决眼前急迫的问题，

也可以在一段时间内循序做完全部练习，以系统性地提升某项能力。

最后，你可能会担心图书无法提供即时的指导和反馈。

好消息是，关于学习的科学研究给出这样的结论：

找到学习共同体，向同伴学习，与同伴一起进步，是最有效的学习方法之一。

因此，我们为这套书开发了同伴交流小程序——"刻意练习实验室"，

你会遇到一群有共同目标、做过或者正在做相同练习的朋友，

大家可以在小程序里分享练习感受、彼此激励，一同向着更好的自己迈进。

现在，请继续探索这本书，开始你的刻意练习与自我成长之旅吧！

推荐序

十分高兴看到李红菊老师翻译了利娅·古兹曼这本非常精彩的艺术治疗自助手册。古兹曼是美国具有相当影响力的高级美术治疗师，她不仅具有丰富的临床实践经验，而且出版了三本有关艺术治疗的专业书。用古兹曼自己的话说，她的代表性工作是"通过疗愈和表达的艺术治愈情感创伤并支持个人实现最真实的自我"。本书正是古兹曼多年来在临床一线工作中服务于来访者和社区民众的结晶。

本书的主要价值在于其广泛的实用意义，它是艺术治疗工作者随身携带或放在办公桌上的实操手册。古兹曼在精要地阐述了艺术治疗的理念和内涵后，系统地介绍了艺术治疗需要使用的工具和材料，然后按艺术表达的媒介形式分类，安排了本书的内容：有传统的绘画艺术，有现代的数字艺术，有操作性强的手工艺术，有启发性强的文字艺术，等等。本书从治愈目的着眼，涉及心理的各个层面，细致介绍每一个干预手法的使用过程，包括创作益处、材料工具、操作程序，每个步骤的时间和方法，以及创作完成后的思考问题，并且图文并茂、深入浅出，是我见过的最通俗易懂、最具实操可行性的艺术治疗工具书。

焦虑和抑郁是最常见的心理问题，创伤后应激障碍则是更具挑战性的临床诊断，而它们的许多症状往往相互渗透和影响。本书的使用价值进一步体现在：作者以当代先进的认知行为艺术治疗为取向，综合性地针对与这些病症相关的种种行为模式及思维模式，从各种既个性化又具普遍意义的心理障碍入手，设计了富有象征性启示的艺术干预方法。在这些富有魅力的艺术创作过程中，参与者可以锚定当下，安全地表达情感、疗愈创伤、重塑自我。

本书的另一个可贵价值在于它的科普性。古兹曼提供的干预技术，不仅从事艺术治疗或心理咨询的专业人士可以使用，对创造性艺术疗愈有兴趣的非专业人士亦可使用。这些艺术方法不仅可以用于住院的重症患者、求医的来访者，也可以用于社区、学校、机关、家庭的集体健康活动，还可以用于个人的自我成长探索。我们主张积极主动的身心建设，防患于未然。可以想象，经常地、定期地展开这些生动、富有美学趣味的艺术创作活动，会给我们带来何等丰富的心灵滋养！

曹晓乔（Linda Cao Baker）

北京师范大学艺术与传媒学院教授，艺术治疗研究中心首席专家

美国认证高级舞动治疗师、高级心理咨询师

美国 AMITA 行为医学院艺术治疗中心首创主任

译者序

2016年中共中央、国务院印发《"健康中国2030"规划纲要》，号召各级党委和政府要增强责任感和紧迫感，把人民健康放在优先发展的战略地位。该纲要指出，要加强心理健康服务体系建设和规范化管理，加大全民心理健康科普宣传力度，提升心理健康素养。加强对抑郁症、焦虑症等常见精神障碍和心理行为问题的干预，加大对重点人群心理问题早期发现和及时干预力度。

《健康中国行动（2019—2030年）》和《中共中央关于制定国民经济和社会发展第十四个五年规划和二〇三五年远景目标的建议》等文件进一步明确，心理健康工作将是未来十几年政府工作的重点任务。

我国人民的身心健康问题随着物质生活水平的上升而进一步受到重视，加上近年来青少年、儿童、老年人、白领、农民工、失业者等各类人群心理问题凸显，人们对精神健康的需求越发普遍和迫切。新冠疫情暴发以来，可以说，在全世界范围内，人们的精神压力剧增，全民身心健康建设得到了全社会的高度重视。但是我国专业的精神卫生和心理健康工作者总量太少，医患比例极低。可以说，不少身心健康疾病是心理问题导致的，但无法得到科学认识和专业治疗。多少心理亚健康无法得到有效预防，多少轻症患者因问医无门而错过干预良机，多少重症患者因无法得到专业的心理治疗而痛苦不堪。而且，大量的身心疾病会对国家和社会的医疗资源造成挤兑。

鉴于精神卫生健康人才的匮乏，鼓励大学积极培养专业人才、督促行业规范化、鼓励成立相应的专业协会以引领行业发展，是符合我国当前社会发展需求、利国利民的好事，完全符合《"健康中国 2030"规划纲要》。

近年来，艺术治疗在中国越来越受到关注，越来越多的人认识到了它的魅力和独特的心理疗愈效果。北京师范大学艺术与传媒学院于 2018 年成立艺术治疗研究中心，该中心主要开展艺术治疗领域的学科建设、科学研究、人才培养和国内外学术交流等工作，目前由我担任该艺术治疗研究中心的主任。

现代艺术治疗是行为心理健康的治愈手段之一，兴起于欧美，已经有多年发展历史，领域内积累了大量研究和应用实践成果。艺术治疗通过不同形式的表达性艺术活动来进行心理健康干预工作，包括音乐治疗、舞蹈治疗、绘画治疗、戏剧治疗等，强调非语言的、肢体的、情感的表达与抒发，在缓解内心压力、获得情绪释放等方面具有较为显著的心理治疗效果。曹晓乔教授认为，艺术治疗是融合了心理学、艺术学、神经学、医学等于一体的现代交叉性科学体系，是以行动为基础、创造性艺术为手段的心理治疗模式。

近几年，我们艺术治疗研究中心积极开展艺术治疗方向的人才培养及课程设计、艺术治疗师认证标准等研究，举办了亚太音乐治疗国际会议，实施了教育部和国家外国专家局的特批项目"建立发展中国艺术治疗的教学、科研和实践体系"，并获批各级各类艺术治疗相关课题[⊖]。我们学院已经建立了艺术治疗师资团队，并积极培养艺术治疗中青年教师，全面介绍推动艺术治疗的理论和实践研究，开设了艺术治疗相关的硕士和博士研究生系列课程，组织了艺术治疗高级研修班，于2019年开始培养艺术治疗博士，并于2023年开始招收舞蹈治疗方向硕士研究生。此外，艺术治疗研究中心各位成员面对高校及中小学以及全社会，开展了以处理心理压力、缓解焦虑和抑郁、提高身心效能等为主题的艺术治疗公益活动实践和课题研究等，取得了良好的社会反响。

我非常荣幸，受到出版社邀请翻译利娅·古兹曼的这本艺术治疗手册。

利娅·古兹曼是一位美国注册艺术治疗师，同时也是一位艺术家。她在美国佐治亚州立大学获得了美术学士学位，主修雕塑；接着在佛罗里达州立大学获得了艺术教育硕士学位，主修艺术治疗。17年来，她一直在美国南佛罗里达州从事艺术心理治疗工作，在学校、医院、各类避难所、养老院和少年监狱工作。目前，她提供在线艺术治疗课程，治疗焦虑和抑郁患者。她还在公立学校提供全日制临床服务。利娅是一位在美国具有相当影响力的高

⊖ 北京市教育科学"十四五"规划2021年度重点课题：积极心理学视角下北京中学生焦虑抑郁影响因素及团体艺术治疗方案研究（立项编号：CEAA2034）。

级艺术治疗师，她具有丰富的临床实践经验。她说，自己的使命是通过艺术治疗激发他人的创造力，让他们展现出最真实的自我和过上最美好的生活。

她的这本练习手册非常实用，介绍了100项艺术治疗练习活动，教大家练习如何缓解焦虑、抑郁和创伤后应激障碍。它是一本实操性很强的艺术治疗工具书，可供艺术治疗师以及从事精神卫生健康的专业人士参考。同时，它又非常通俗易懂，设计的活动很容易上手，可以作为自助手册使用，希望大家按照书中的指导，通过这些练习来疗愈自我，学习新的方式，诗意地栖居在这个世界上。

最后，特别感谢参与翻译工作的团队成员，包括刘琦璇、孙敏清、季舒雯、高若雁、边微微。翻译工作费时费力，一句话甚至一个词拿捏不定，就需要反复推敲。尽管如此，仍有不尽如人意之处，请大家批评指正。

李红菊

心理学博士

认证心理治疗师

北京师范大学艺术与传媒学院副教授、艺术治疗研究中心主任

导言

　　为来访者创造一个安全的空间，让他们可以体验情感并创造性地表达他们的情感，孕育开启新生活的契机，是我从事艺术治疗实践的目的。艺术是我内心彷徨时的一个出口，是我应对生活挑战的第一道防线。艺术也是我日常生活的一部分，让我可以保持生活平衡。我是这么想的，也是这么做的。我的使命是帮助和支持他人，让他们找到通过创造力联结身体、思想和灵魂的方法。帮助一个人发挥自己的真正潜力并过上能摆脱痛苦的生活，这让我获得了令人难以置信的满足感。作为一名注册艺术治疗师（ATR-BC），我经营着一家私人诊所，为各种年龄段的人提供面对面或在线的服务。我服务的来访者包括危机避难所和未成年人监狱的青少年、公立学校的孩子等。我也给有焦虑、抑郁和创伤问题的成年人提供服务，并且经验丰富。在私人执业之余，我还在精神病院和妇女庇护所工作。

　　在临床实践中，我使用认知行为艺术治疗（Cognitive Behavioral Art Therapy，CBAT）来治疗抑郁、焦虑和创伤后应激障碍（PTSD）。认知行为疗法，包括正念练习和冥想，是我进行艺术治疗时会使用的方法。艺术治疗可以让来访者直观地看到他们脑海中正在发生的事情，并让他们学习新方法，改变他们的思维模式，为他们带来一种全新的视角。本书提供了创造性应对抑郁、焦虑和创伤后应激障碍的技巧。如果你是一名心理健康工作者，请自己先尝试一下，再与你的来访者一起做这些练习。如果你是独自一人做这些艺术练习，请给自己一点儿时间，对每个练习中那些要讨论的问题进行反思。

我希望这本书能为洞察、自我表达、专注、接纳和自我关怀提供一个跳板。具体来说，书中的练习旨在提供思想和感觉的视觉化呈现。当人们了解到自己可以掌控自己的想法以及可以选择自己的感受时，他们的行为会发生改变。每个人都可以学习新方法，以应对生活中的各种状况。艺术治疗不仅仅对具有艺术气质的人有用，其实对那些自认为是艺术门外汉的人也一样有用。只要愿意学习培养自我觉察技巧，任何人都可以从这些练习体验中有所收获。

那些刚接触艺术创作的人应该关注艺术活动过程，而不是艺术作品。要做到这一点，他们必须放弃批判性思维，因为评判艺术作品的好坏优劣会阻碍艺术创作过程。表达性行为之所以有价值，是因为它提供了对情绪和行为的洞察。创造艺术作品来表达情绪，可以真正宣泄情绪、获得自由。每个人都应该花时间放松自己，建议大家试一试我在第1章末尾介绍的暖身练习。当一个人敞开心扉，通过不加评判地创造艺术作品来寻找应对生活事件的新方法时，变化就会发生，世界也开始改变。但如果这时头脑中出现批判性的想法，觉察就好了，不要回应这些想法，它们只是想法而已。请保持清晰的目标，利用这些练习来疗愈自我，学习用新的方式舒适地栖居在这个世界上。

目录

第
1
章

认识艺术治疗
10 项暖身练习

第
6
章

拼出内心的秩序
14 项素材拼贴练习

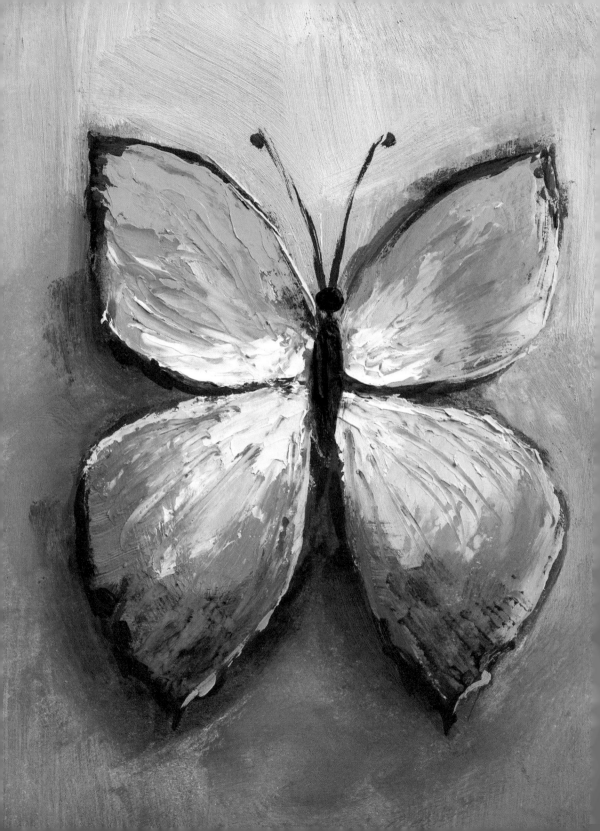

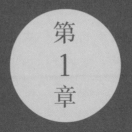

第
1
章

认识艺术治疗

10 项暖身练习

　　艺术治疗是一种心理治疗方法，利用艺术和心理学来治疗情绪障碍、行为障碍，帮助人们提高生活质量。来访者在艺术创作过程中可以表达情感，发掘导致自己焦虑、抑郁或出现创伤后应激障碍的原因，且在这个过程中得到心理疗愈。艺术治疗师是经过专业训练且获得硕士学位的临床医生，他们与来访者建立积极的治疗关系，帮助来访者提升自我认知、自我意识和自尊，提升来访者的应对能力，并丰富其社交技能。本书中的艺术治疗实践练习包括拼贴画、针线活、绘画、雕塑、写作和摄影等一系列技术。这些练习与来访者的情感需求密切相关，能促进治疗目标的实现。

艺术治疗的起源

艺术一直是人类交流的一种方式。艺术的起源可以追溯到一万五千年前西班牙的第一个洞穴壁画。艺术中的视觉语言在我们的日常生活中仍然扮演着非常重要的角色。现在我们身处各种图像之中。无论是走在街上看到十字路口的信号灯，还是躺在家里的沙发上在网上闲逛，艺术都无处不在。艺术治疗可以说是一种有益的工具，帮助人们更好地理解自己所处的世界。

GoodTherapy网站上，一篇名为《艺术治疗》的文章指出，早在20世纪，欧洲和美国就有关于艺术治疗起源的记录。英国艺术家、作家、艺术治疗师阿德里安·希尔（Adrian Hill）于1942年首次创造了"艺术治疗"一词。1938年，希尔在疗养院接受肺结核的治疗，在治疗过程中，希尔意识到艺术之于患者，具有一定的治疗价值。自此之后，希尔开始给卧病在床的病友们提供艺术治疗服务，并在其所撰写的《艺术与疾病》（*Art Versus Illness*）一书中记录了自己的发现。

《艺术治疗》这篇文章还对该领域的其他研究者进行了简要介绍。20世纪初，美国心理学家、教育家、艺术家、作家，号称"艺术治疗之母"的玛格丽特·诺姆伯格（Margaret Naumburg）写下了她在心理治疗和艺术治疗方面的经验。她与同人一起撰写专著，并发起在学校提供艺术治疗的运动，促成了美国高校艺术治疗硕士项目的创建。汉娜·奎亚科夫斯卡（Hanna Kwiatkowska）是一位才华横溢的艺术家，曾在美国国家心理健康研究所工作，她通过艺术治疗帮助不同家庭改善其动力。艺术教育家弗洛伦斯·凯恩（Florence Cane）提出了"艺术就是治疗"的方法，以过程为导向，该方法聚焦于自我支持、同一性发展和个人成长的促进。伊迪丝·克莱默（Edith Kramer）在纽约大学建立了艺术治疗项目并担任教授，推动艺术治疗这一领域的发展。在其他艺术治疗出版物还没有出现时，埃莉诺·乌尔曼（Elinor Ulman）便作为创始人，在美国发行了《美国艺术治疗期刊》（*The American Journal of Art Therapy*）。自第一批艺术治疗出版物问世以来，该行业逐渐发展壮大并被大众广泛认可，艺术治疗作为一种有效的治疗方式，被运用于各种情境中。现代技术的进步，使获取信息和在线练习更加便利，这促进了艺术治疗的发展。如今，我们也将各类技术视为工具，运用于艺术治疗中。

艺术治疗的价值

艺术治疗的主要目标，是通过创造性的过程来获取自我意识和自我反思，促使人们获得个人洞察力，并增强情绪控制力。艺术作品是思想和感受的视觉化表达，通过艺术化而产生的心理意象可以为人们提供解决问题的方案，并洞察产生这些感受的原因。这些洞察为人们接纳感受和学习如何对情绪做出恰当反应，提供了一个起点。这一过程可以提升自尊、增强自我力量，对参与者来说可以长期受益，并且能发展应对未来生活挑战的技能。

认知行为艺术治疗领域的研究有力佐证了艺术治疗的优势。玛西娅·罗萨尔（Marcia Rosal）在其著作《认知行为艺术治疗》（*Cognitive Behavioral*

Art Therapy）中提到，循证研究证明认知行为艺术治疗是治疗焦虑、抑郁和创伤后应激障碍最有效的方法。认知行为艺术治疗的目标是帮助人们提升应对技能和环境适应能力，以适应不同的生活状况。

艺术治疗也可以提高人们的自尊心。完成一件艺术作品可以给患有抑郁症的人带来成就感、赋能感和满足感。通过反思自己创作的艺术作品，并遵循本书中的提示，人们可以获得对潜意识的洞察。

讨论艺术作品也可以提高人们的自我意识。如果有人正处于抑郁或焦虑状态，欣赏艺术作品并进行讨论，会引发对自我的反思，这会提高自我意识并增强对自我的控制。更多的情绪控制有助于提高情绪弹性（emotional resilience）。情绪弹性能帮助人们了解自己的想法及其驱动因素。情绪弹性好的人拥有自我调整（self-regulation）能力，能够自如应对压力情境，选择用建设性的方式来管理情绪，而不是选择用那些事后会后悔的破坏性方式。学习如何更好地控制自己的情绪，会带给你心灵上的疗愈。

艺术治疗能帮助人们识别产生情绪压力的原因，培养应对情绪压力的建设性能力。以创伤后应激障碍患者为例，此类患者需要探索与其创伤相关的激发性因素。而创作艺术作品能够唤起患者的记忆，可以说是一个认知过程。此类患者需要与最原始的压力源打交道，并进行情绪调节。通过探索这些情绪并整合进自己的内心，患者就能够应对生活，与创伤和解。

艺术治疗还可以提高人们解决问题的能力。因为在治疗过程中，有些练习旨在让你找到应对各类情况的替代性方法。玛西娅·罗萨尔认为，伴随着人们认知技能的提高，解决问题的能力也相应得到提高。她认为，创造性的

修复情绪的 100 项艺术练习

过程也能够增强你的决策能力，因为当你在完整的艺术创作过程中，不停地考虑颜色、细节和布局时，你有很多机会自己做出决定。

团体性艺术治疗之所以有效，是因为它使来访者在治疗过程中练习沟通能力，由此提升自己的社会性。在团体性艺术治疗中，我最喜欢的环节是来访者与其他团体成员讨论自己的艺术作品的意义。当来访者分享自己的故事时，其他成员有机会深入了解他，并通过倾听、提供反馈和建议为他提供支持。这个过程创造了个体与他人联结和共享的感受。

⊙ 艺术治疗之于身体的益处

上文论述了艺术治疗对心理健康的许多益处，其实它同时也会对人们的身体健康产生积极影响。压力每天都会在身体上有所反映，我们的生理症状可能表现为头痛、背痛、肌肉紧绷、肩膀酸痛、胃部不适、疲劳、高血压、暴饮暴食以及失眠等。了解产生压力的原因，并提升应对压力的能力，我们将会拥有更健康的生活方式。

吉里贾·凯马尔（Girija Kaimal）2016 年的一项研究证实，艺术对缓解参与者的压力水平具有积极的作用。在这项研究中，在参与者进行艺术活动之前，先测量他们的应激激素皮质醇。经过 45 分钟的艺术创作活动之后，参与者再次被测量了皮质醇水平。研究者对比两次测量结果发现，75% 的参与者在艺术创作活动之后皮质醇指标下降了。这项研究中最有趣的是，参与者均没有任何艺术学习的背景或创作经验。艺术创作在你未曾意识到时，就已帮助你缓解了身体上的压力。在实践中我发现，虽然来访者平时很难抽出时间来创作艺术，但他们大多数人都很享受艺术创作的过程。

艺术与治疗的关系

艺术治疗如何应用，存在两种观点：一种观点认为"艺术本身就是治疗"（art as therapy），另一种观点认为"艺术是治疗的一部分"（art in therapy）。"艺术本身就是治疗"的观点，是以艺术作品为导向的，因为创作令人感受到审美愉悦的艺术作品，本身就是快乐的事情。创作艺术作品这个行为本身就是目的。创作过程可以培养人们的自我意识，提升自尊感，促进个人的成长。比如，我用黏土做了一个杯子，我会因为创作了这个杯子而感觉自己很棒，因此我的自尊感提升了。

"艺术是治疗的一部分"，这一观点将艺术作为心理治疗的工具，深入挖掘人们的情绪并探索其感受和想法。继续用我做的杯子打比方：这个杯子对我来说代表什么？我想要得到什么样的感觉？如何用这个杯子应对焦虑？当产生焦虑时，我可以用杯子泡一杯茶。"艺术是治疗的一部分"，本书将提供相关应用技巧。艺术作为一种象征性的语言，能触及人们的潜意识。而艺术的过程、形式、内容和语言联系，可以让我们了解他人生活中发生的事情。这种方法有助于解决情感冲突、发展洞察力，并传授可用于指导生活的新技能。

艺术治疗对治疗焦虑症、抑郁症和创伤后应激障碍十分有效。美国国家心理健康研究所指出，焦虑是一种在生活的不同方面都会出现的感受，这种感受通常是健康的、可预期的。但当人们过度担忧人际关系、工作或学校表现时，情绪上就会产生障碍。认知行为艺术治疗为应对不同的焦虑情况提供

修复情绪的 100 项艺术练习

了各式各样的解决方法。

美国国家心理健康研究所将抑郁症定义为一种严重的情绪障碍，它会对人们的日常活动产生至少两周的影响。症状包括悲伤、易怒、内疚或无价值感、食欲变化、睡眠困难（或睡眠过度）、精力衰弱或易疲劳、死亡意念或自杀等。认知行为艺术治疗关注与抑郁症状相关的思维模式，并设法提供解决方案。药物治疗与艺术治疗结合的治疗模式被认为是治疗抑郁症的最佳方法。

根据美国国家心理健康研究所的定义，创伤后应激障碍是指一些人在经历了令人震惊、可怕或危险的事件后产生的心理障碍。在经历创伤之后，感到害怕是很自然的。战斗或逃跑反应（fight-or-flight response）是保护自己免受伤害的典型反应。大多数人会自然恢复，但有些人却不同，即使已无危险，他们还会继续感到有压力或恐惧。认知行为艺术治疗通过不同媒介处理创伤，使个体能够正确地处理自己的情绪，让过去的经历不再令人感到难以承受。

研究还表明，当人们通过写日记来练习感恩时，他们在工作中更不容易感到疲惫，睡眠质量更高，并且在身体出现健康问题时恢复得更快。加利福尼亚大学洛杉矶分校正念意识研究中心（UCLA's Mindfulness Awareness Research Center）的一项研究表明，感恩可以提升大脑灰质的功能，这对中枢神经系统产生了积极的影响。

如何从艺术治疗中获得修复

我们需要了解艺术的方方面面，才可以对艺术作品进行解读。在解读过程中，不做评判十分重要。艺术是主观的，我们每个人都有自己独特的想法。对艺术家来说，艺术反思中最重要的部分是说出自己的联想和思考。例如，蓝色对一个人来说代表忧伤，但对另一个人来说则意味着自由。需要注意的是，专业的治疗师们都接受过多方面的培训并刻苦学习了临床技能，因此治疗师足以在艺术构思和创作过程中为来访者提供安全的体验。如果在解读艺术时产生问题或疑虑，非常关键的是咨询训练有素的艺术治疗师。

无论是在团体艺术治疗中，还是在个体艺术治疗中，在得出结论之前，首先要提出问题，这一点非常重要。治疗师需要向来访者提出开放式的问题，以避免治疗师自己的投射或对艺术作品的主观阐释。

下面是一些开放式问题的例子，可供参考。建议你最好将自己的回答记录下来，以备将来使用。你可以把对这些问题的回答写在日记本上，或记录在你所创作的艺术作品背面。

回顾艺术作品时需要考虑的问题：

- 如何客观描述这张图画？（可从你所使用的线条、形状、物体、色彩等角度进行探讨）。
- 在你创作这件艺术作品的时候，涌上心头的是一种什么样的感觉？
- 你会如何用"我"这个字来阐释这件艺术作品的部分内容？

- 你认为艺术作品的不同部分之间如何相互作用，才能形成一个完整的作品？
- 使用的这些颜色对你来说有什么意义？
- 你会给你的这件艺术作品起什么名字？在这个名字的背后你经历了怎样的思考过程？
- 你所创作的这件艺术作品与你现在的生活有着什么关联？
- 如果你的艺术作品传达了一些信息给你，你觉得会是什么？

除此之外，在对艺术作品进行阐释时，还需要考虑以下这些视觉指标。它们包括：

- 过度涂改的痕迹
- 身体上的一些标记
- 对空间的利用
- 线条质量如何
- 物体之间的联系
- 颜色的缺失
- 身体部位的忽略
- 颜色之间的关联
- 手或脚的缺失

在治疗关系中，治疗师有必要为来访者创造一个安全的场所，治疗师和来访者可以由此建立信任感并且敞开心扉。艺术创作可能会带来沉重的情绪反应和感受，如羞耻、内疚、悲伤、愤怒或冷漠。训练有素的治疗师能够积极引导，鼓励并支持来访者升华感情。如果在使用这本书的过程中，你涌现出强烈的情绪感受，请联系受过专业培训的治疗师。

艺术治疗前的准备

艺术治疗前，必须要考虑到以下几个特定的因素。如果你为了自我关怀想要接受训练有素的治疗师的服务，那么安排好治疗日程是很重要的。因为疗愈和自我意识的提升，是随着时间流逝而逐渐显露的个人发展过程。治疗师会按照你的治疗需求，专门制订治疗目标和活动内容。如果想要实践本书中的活动或训练，你还需要考虑以下因素：时间安排、材料的收集，以及准备、选取适宜开展艺术活动的空间和创作前的热身。除此之外，还要选择一个能引起你共鸣的练习活动。我个人喜欢从冥想开始，进入沉浸状态，接着再进行我的练习和实践。对我而言，冥想可以让我专注于艺术创作本身。

需要的材料

当开始进行艺术治疗实践时，你需要准备各种无毒绘画材料。在绘画过程中，基本上都要准备各种各样的铅笔、彩色铅笔、蜡笔、炭笔和彩色马克笔等。我个人更喜欢用水彩和丙烯颜料画画，因为它们干燥快、容易清理。我不推荐使用油画颜料，因为油画颜料干燥时间长，可能还存在一些有毒添加剂，而且还需要用溶剂来清理。以下是本书各种艺术治疗练习所需材料清单。

绘图工具

- 各色马克笔
- 素描铅笔
- 黑色钢笔
- 织物马克笔

- 炭笔
- 油画棒
- 彩色铅笔

涂料

- 丙烯颜料
- 喷漆
- 织物颜料

- 水彩
- 颜料笔

绘画用纸

- 牛皮纸
- 硬纸板
- 厚画纸（高克重绘图纸）
- 薄棉纸（纸巾）

- 日记本
- 描图纸
- 杂志

塑形材料

- 海藻酸钠

- 摩宝胶（Mod Podge®）[⊖]

⊖ 这是一种做手工用的胶，主要功能是粘贴和封印，可用于转印图片。

- 铝箔纸
- 彩泥模具
- 各式各样的木质或硬板纸箱
- 凡士林
- 陶瓷碗
- 枕头填充物
- 绳子、线
- 石膏绷带
- 布料、纤维织物

- 软陶泥
- 面部模具
- 雕塑工具
- 毛毡
- 自干黏土
- 搜集来的物品
- 锡箔盒子（薄荷糖盒子）
- 石膏喷雾
- 金属丝

辅助配件

- 吹风机
- 胶带
- 电脑（能够使用多数软件的平板电脑、笔记本电脑、台式机）
- 画笔
- 塑料袋（小号和大号的）
- 打印机
- 一杯水
- 剪刀

- 橡皮擦
- 缝纫机（选用）
- 固体胶棒
- 缝纫针
- 锤子
- 智能手机
- 热胶枪和胶棒
- 液体胶水
- 细线

合理的治疗场所设置

安排安全、宜人的治疗空间，对艺术治疗十分重要。理想的治疗空

修复情绪的100项艺术练习

间应当是私密的，自然光会从窗户透进来，环境中会有一张适宜的工作桌，并且还有充足的艺术创作材料。在团体治疗中，来访者可以围着桌子坐成一圈，以增加小组的沟通和团体凝聚力。治疗师应当在开始活动前准备好所有材料，把材料放在桌子中间，方便大家共用。如果进行个人练习，就需要找一个不容易分神的场所，在门口放置"请勿打扰"的标志可以更好地营造一个安全、封闭的治疗环境。

如果个人想要独立开展艺术治疗活动，那么我强烈建议你先和治疗师进行一次交流，以沟通和处理各种想法和情绪。治疗师会引导你进行洞察和反思，而这些往往是独自一人难以获得的。治疗师可以接受线下预约，也可以提供在线治疗。当进行在线治疗时，治疗师宜在 HIPAA[⊖]认可的平台上进行，表示你们的本次线上会面是安全、保密的。

10 项暖身艺术练习

在开展长时间的治疗活动之前进行暖身，是令来访者放松和进行表达练习的好方法。有时来访者会对空白的纸张产生恐惧感，而暖身活动可以帮助他们打破这种障碍，使他们进一步放松。我建议每天至少完成一次暖身活动。人们通过每天几分钟的疗愈仪式活动，可以培养新习惯来促进积极心态、保持精神健康。

⊖ 在美国，该类平台受到 HIPAA，即美国《健康保险可携性和责任法案》（Health Insurance Portability and Accountability Act/1996）的支持。

感受识别

时长: 10 分钟

目标: 认知并表达感受。

材料: 彩色铅笔、蜡笔或马克笔 (选择你最想要使用的);
一张 45cm×60cm 的厚画纸

1. 选择一个能够反映你今天心情和感受的颜色。

2. 用这个颜色画一个圆圈。

3. 在这个圆圈中, 使用线条和形状画出一个或者多个图案来识别你今天的感受。

4. 为这幅画命名。

随着线条感受呼吸

时长: 10 分钟

目标: 增强对呼吸的感受, 进一步放松。

材料: 画笔, 水彩颜料, 一张 45cm×60cm 的厚画纸, 一杯水

1. 蘸湿画笔, 并选择一个颜色给画笔上色。

2. 深吸一口气, 屏住呼吸并将画笔定位在纸的左上角。接着缓慢呼气, 画一条波浪状的线。

3. 选取同样的颜色或者另一个颜色, 给画笔上色 (如果选不同的颜色, 记得清洗你的画笔)。将画笔落在纸上, 深吸一口气。这一次, 缓慢呼气并画一个大的圆圈。

4. 选取一个颜色, 短时间内多次吸气和呼气。每一次呼气时, 在纸上快速做标记。

5. 选取最后一个颜色，然后深呼吸。呼气时，选取符合自己的符号和象征
   图案，在纸上作画。

为最爱的歌曲作画

> **时长：** 5 分钟
>
> **目标：** 将充满表现力的作画过程同情感相联结。
>
> **材料：** 你最喜爱的歌曲，彩色铅笔，一张 45cm×60cm 的厚画纸

播放你最喜爱的歌曲，同时使用线条和色彩表达你感受到的旋律。

涂鸦

> **时长：** 10 分钟
>
> **目标：** 挖掘你无意识的欲望和生活议题。
>
> **材料：** 油画棒，一张 45cm×60cm 的厚画纸，彩色铅笔

1. 闭上眼睛，用油画棒在纸上随意画一条线。

2. 从不同角度看你画出的线条，观察它的长度和纹理。

3. 用彩色铅笔，在已有线条的基础上创造一个绘画形象。

你的名字

> **时长：** 10 分钟
>
> **目标：** 提高表达能力，提高自尊感。
>
> **材料：** 各色马克笔，一张 45cm×60cm 的厚画纸

1. 使用任意颜色，在纸上从左至右规范写下自己的名字。
2. 思考一个与你的名字首字母相同且积极正向的词，在图纸上任意位置写下这个词。
3. 选择你最喜爱的颜色，在你的名字中做一些你想做的设计。

让表达自由流动

时长： 10 分钟
目标： 身体大幅度活动以获得放松感，并大胆表达。
材料： 胶带，一张牛皮纸，各色马克笔

1. 使用胶带，在墙上贴上牛皮纸。
2. 自然站立，使用任意颜色的马克笔，挥舞你的胳膊，在纸张上画一个大圆圈。
3. 继续使用不同的颜色在纸张上画出许多圆圈，注意一定要交替使用左右手臂。

定心冥想

时长： 5 分钟
目标： 提升放松感，让活跃的大脑安定下来，将注意力集中到当下。
材料： 可以使用手机或者电脑上的冥想程序

1. 坐在舒服的座位上，播放冥想录音。
2. 录音播放开始，跟随指引进行冥想。
3. 重复呼吸练习三次，不要留恋脑海中闪过的任何想法。

感谢生活

> **时长：** 5 分钟
>
> **目标：** 增加对神经系统的积极影响。
>
> **材料：** 日记，钢笔

在日记中，列出当天发生的你想要感激的五件事。可以在每天的清晨或者睡前进行练习。

肯定自己的能力

> **时长：** 10 分钟
>
> **目标：** 树立积极的心态，在生活中发掘能够肯定自己的事件。
>
> **材料：** 铅笔，一张 45cm×60cm 的厚画纸，各色马克笔

1. 使用铅笔在纸上用泡泡字体或者正楷字体写下一句肯定的话。这句话是积极且简短的表述，它可以帮助我们实现目标。即使你可能会感觉这件事情无法成真，但关键在于要把这句话描绘成对真实事件的肯定。不断地重复这句话，可能会帮助自己梦想实现。

   以下是一些肯定语句的例子：

   我是有价值的。

   我明白即使犯错误也没有关系。

   我乐于探索生活中的新意义。

   我爱自己，并且接受我现在的状态。

2. 选择一支马克笔，在纸条上写下那句话。将这个纸条挂在你每天都能看到的地方。每一天，都要大声且坚定地说出肯定自己的话。积极的想法会令你产生积极的感受，并且带来积极的生活体验。

正念素描

时长：10 分钟

目标：提升专注力，并将注意力集中在此时此刻。

材料：素描铅笔，一张 45cm×60cm 的厚画纸

选取你身边的一个物件（例如杯子、植物或书本）并描绘它的形状。你喜欢添加多少细节都可以。

修复情绪的 100 项艺术练习

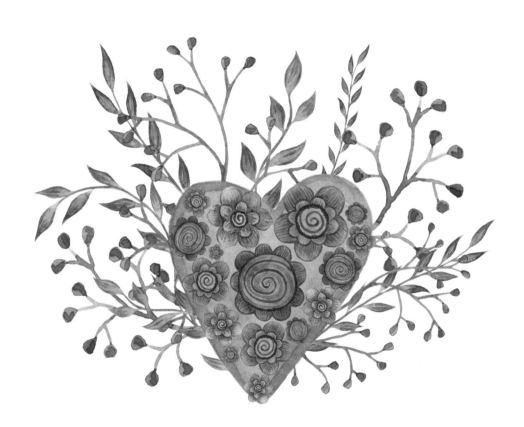

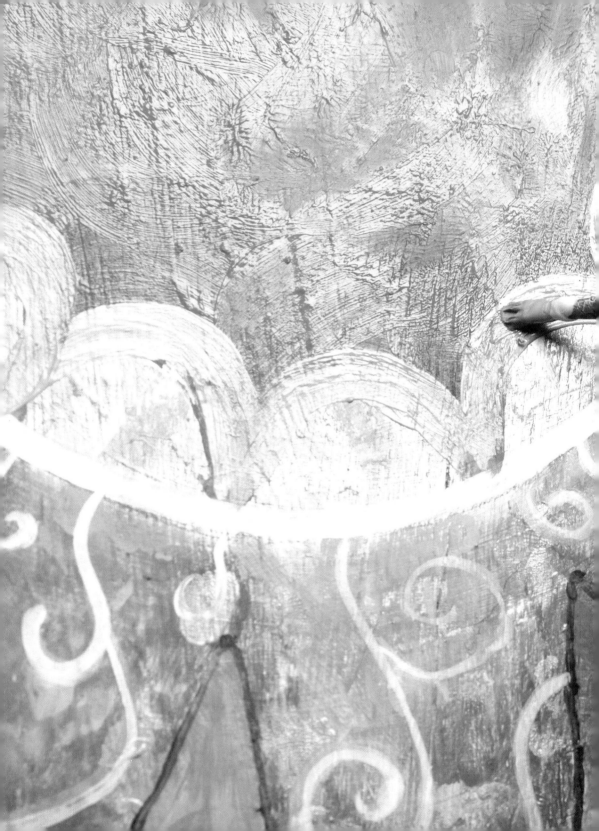

第 2 章

画出心中的模样

21 项彩绘 & 素描练习

绘画是挖掘你自身创造力的绝佳方式。运用铅笔和钢笔的素描通常更有利于对结构的整体把握，而使用彩色画笔的绘画则更加灵活多变。这两种方式都可以抒发你的情绪。你可以手持一个素描本画下周围环境，捕捉激动人心的灵感，或是记录瞬间感受。请用绘画这种绝佳方式，记录你的情绪以及那些触发情绪的刺激物吧。

动物绘画指南

目标

- 增强自我意识
- 培养情绪弹性
- 明确个人优势

准备时长：10 分钟
练习时长：50 分钟

材料

☐ 素描铅笔
☐ 一张 45cm×60cm
  的厚画纸
☐ 黑笔
☐ 彩色铅笔

绘画动物形象，有助于激发灵感并得到安慰。其中最重要的是，你选择的动物能激发你的洞察力，并提供关于你自身的重要信息。一幅动物图画，可以表明你此刻是谁，或者将来是谁。每种动物都有和你相似的优点和特征。我曾经有一个来访者选择了一只海龟，她把海龟和生活中的缓慢进展联系起来。然而，当我们进一步讨论乌龟的时候，她开始认识到，移动缓慢并不一定是消极的特征。这只是一种停下匆忙的脚步、享受点滴瞬间的生活方式。

步骤

1. 花些时间选择三种动物。第一种动物代表你的外在（你的动作和外貌），第二种动物代表你的情感（你的感受），最后一种动物代表你的认知（你的思想）。

2. 在一张纸上，用铅笔画出三个动物。不要试图把这些动物画得很完美，只要创造性地把你看到或感觉合适的形象画出来就行。你可以借助动物图片来获得灵感。

3. 加上动物生活的环境（山脉、溪谷、丛林、房屋、动物园等），把这多个栖息地描绘在同一张纸上。

❹ 现在你的铅笔素描已经完成了，接着用黑笔在铅笔画上勾线。

❺ 用彩色铅笔给图画上色。

想一想

✿ 讨论每种动物的优点，它们的优点和你有什么联系？

✿ 你如何利用这些优势来帮助自己应对生活中的问题？

✿ 你会选择和什么样的动物生活在一起？

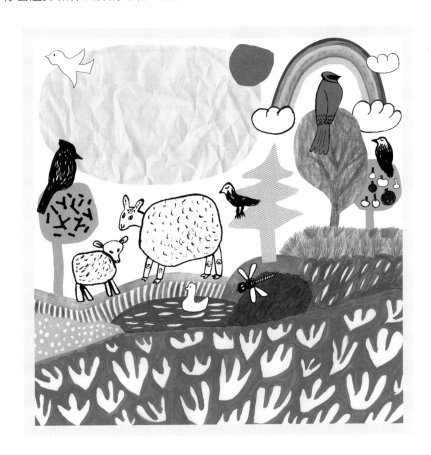

感受转盘

目标

- 识别自身感受
- 获得掌控情绪的能力

练习时长：50 分钟

材料

☐ 素描铅笔
☐ 一张 45cm×60cm 的厚画纸
☐ 彩色铅笔
☐ 油画棒

感受调节的第一步是与感受转盘上的情绪产生联系，识别当前的情绪对于自我意识的发展很重要。这个练习将通过命名和讨论你的情绪，帮助你认识自己的情绪。如果你不确定要表达什么情绪，你可以从以下这些情绪开始，看看哪种情绪此刻能与你产生共鸣。这些情绪分别为快乐、喜悦、悲伤、冷漠、无聊、愤怒、沮丧、爱、震惊、焦虑或厌恶。

步骤

❶ 用铅笔在纸上画一个大圆圈。如果需要辅助，你可以借助圆形物体来画这个大圆圈，比如用厨房的碗，就能轻松画圆。

❷ 把圆分成 8 个三角形（像切馅饼一样）。

❸ 在每个三角形的边缘，写下一种感受。当你写完时，这 8 个三角形分别被赋予了不同的感受。

❹ 选择一种与你所写的感受紧密相关的颜色，用彩色铅笔和油画棒在三角形上涂上颜色，每一个三角形都需要这样做，但别让颜色盖住了你写的有关感受的文字。

想一想

❀ 你最先记录下的感受是什么？

- 你现在正在经历的感受是哪些？

- 你有没有把两种感受涂成相同的颜色？有的话，这对你来说意味着什么？

- 你的感受转盘上，积极感受和消极感受，哪个更多？

在团体治疗中

让每个人安静地评估自己的作品。接着，团体成员可以与其他人分享对于个人作品的见解。

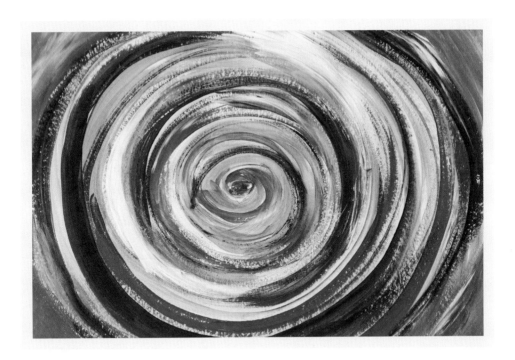

情绪景观

目标

- 识别自身感受
- 获得掌控情绪的能力

准备时长：5 分钟
练习时长：45 分钟

材料

- □ 一张 45cm×60cm 的厚画纸
- □ 素描铅笔
- □ 画笔
- □ 水彩颜料
- □ 一杯水

情绪景观是对你内心感受的一个隐喻，这让你有机会以象征性的方式探索自身的感受。如何将当前的情绪转化为一个景观？把你头脑中的景色想象成一个包含背景、中间地带和近景的风景画，充分发挥你的创造性去丰富想象的视觉效果。你的情绪景观可以是起伏的山丘、巍峨的高山、汹涌的海洋、贫瘠的沙漠或郁郁葱葱的花园，你的情绪景观也可能每天或每周都在变化。

步骤

❶ 静坐五分钟，评估你目前的心理状态，思考你此刻的感受和情绪。想象一幅视觉上能代表你当前情绪的风景画，你可以随意地在书本或者网络上寻找图片来激发灵感，由此尽情发挥自己的想象。

❷ 在纸上，用铅笔勾勒出你所想象的风景。

❸ 用画笔和水彩颜料在你的风景画上涂抹颜色。你可以将画笔浸入水中来改变颜色，或者使特定的颜色变浅或变深。

❹ 为你的绘画作品命名。

想一想

֍ 你的画能表达你此刻内心的感受吗？

֍ 你有这种感受多久了？

֍ 如果你可以缩小尺寸，跳进你的画中，你会在画面的哪里着陆？

֍ 你的画中还有什么其他信息吗？

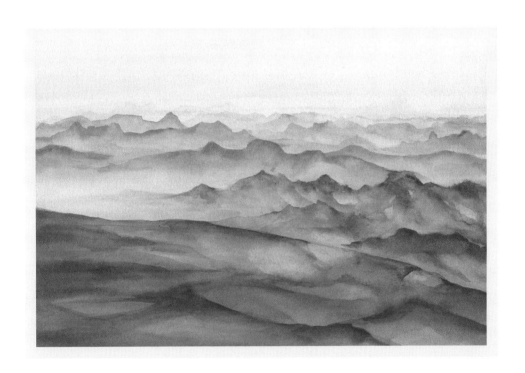

桥梁绘画

目标

- 明确目标、障碍和挑战

练习时长：55 分钟

材料

☐ 素描铅笔

☐ 一张 45cm×60cm 的厚画纸

☐ 丙烯颜料

☐ 画笔

☐ 一杯水

桥梁是稳固和连接的象征。它象征着你想去的地方、你将到达那里的方式以及沿途你可能要克服的障碍。桥梁是由不同的材料（混凝土、钢铁、木材或绳索）构成的，这些都会影响桥上的旅途。对比想象一下，在一座坚固的混凝土桥上迈出的第一步与在一座绳索桥上迈出的第一步。在开始这个练习之前，先思考你的桥梁的材料。

步骤

❶ 用铅笔在纸上画出这座桥。在大桥的左边，画上你要离开的地方的样子。在右边，画上你要去的地方。在桥下画出你一路上会遇到的障碍。

❷ 使用颜料和色彩给你的艺术作品上色。

❸ 将你自己添加到图画中。在这座桥上，或在这段旅程中，你在哪个位置？你可以通过添加一个点、一个简笔画，或者任何你选择代表你自己的符号来标明你的位置。

想一想

✤ 迄今为止，是什么阻碍了你征服自己设定的挑战？

✤ 这些挑战对你来说有多重要？

✤ 你可以采取哪 5 个做法来征服这些挑战？

修复情绪的 100 项艺术练习

理想的一天

目标

● 调节情绪、放松、增强合作

准备时长：5 分钟
练习时长：55 分钟

材料

☐ 素描铅笔
☐ 一张 45cm×60cm 的厚画纸
☐ 彩色铅笔
☐ 水彩笔
☐ 画笔
☐ 一杯水

如果今天你可以做任何你想做的事情，你会做什么？取消你通常会给自己设置的所有限制，如财务障碍、行程冲突等。跳出思维定式，敞开心扉，迎接无限美好的一天。这样既可以振奋你的情绪，又会点燃你的希望。

步骤

❶ 至少花 5 分钟，想想你理想的一天是什么样子。你可以做任何你想做的事情。什么时候起床？会独处还是和其他人一起过？会待在家里还是出去走走？尽量想清楚所有的细节。

❷ 用铅笔在纸上画出你理想的一天：它可以是某个地方的一个场景，也可以包括许多活动。

❸ 使用彩色铅笔或水彩笔，给你的画上色。

想一想

⌘ 当你完成这个练习的时候，你有什么感受？

⌘ 当你想打发时间时，你脑海里想到了什么活动？

⌘ 如果你有能力选择自己想要的生活，那会是什么样？

在团体治疗中

与另一个人交换画作，在其画作中添加元素。这样能够创造团队凝聚力，并加强人与人之间的联结。看到别人在你的艺术作品中发挥想象力，这很有趣！

安全空间

目标

- 创造安全空间
- 缓解焦虑情绪

练习时长：50 分钟

材料

☐ 一张 45cm×60cm
　 的厚画纸
☐ 各色马克笔
☐ 彩色铅笔
☐ 油画棒

在纸上绘制一个安全的地方，这个地方可以缓解你在体验一些刺激时被触发的焦虑。这些刺激是创伤触发器，可能是让你感到恐慌的噪声、气味或景象，它们通常与消极的经历有关。创伤触发器是一种将你带回原始创伤的刺激，每个人的触发器都不同。"安全空间"的图画可以作为一个视觉意象，当触发器出现时，它会帮助你想象出一个安全的空间。这个意象的目的是让你放松，从而使内心获得安全感。如果所受创伤太严重，你会发现很难想象出一个安全空间的样子，你可以试一试日落、海滩或者俱乐部会所。

步骤

❶ 想象一个你觉得最舒服的地方（户外、室内或者一个幻想的世界），比如能给你带来平静的地方，它可能是海滩、你的卧室或者一座魔法城堡等。

❷ 使用马克笔、彩色铅笔或油画棒，在纸上创造出这个空间。请添加一些让你感觉轻松愉快的细节和颜色。

想一想

✺ 这幅作品中的画面有没有让你产生不舒服的联想？

✿ 确定一下是否有某些地方、气味或者人，会让你产生积极的想法或安全感？
请列出几个来。

✿ 了解自己的创伤触发器，可以让你在应对问题时做好准备。除了和朋友聊天、
写日记或者冥想，还有什么其他的方法可以帮助你应对呢？

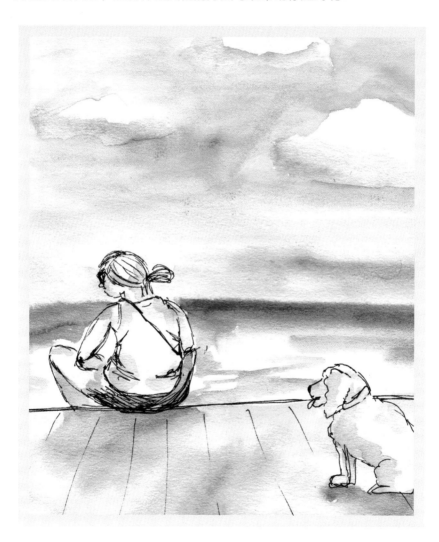

身体情绪地图

这个练习将向你展示如何使用身体的不同部位来表达感受，也会帮助你认识到自己对这些身体部位的感受。你身体的某个部位是否在承受着压力？你喜欢自己身体的哪一部分？比如，我有一位来访者想要做性别重置手术（即变性手术），她在胸前画了一条长长的水平线，这让她有机会表达她对现在身体的不满，并引起了对她将来想要做出改变的讨论，她也发现了自己现在依然喜欢的身体部位。

目标

- 提高自我认知
- 增强自我觉察和个人优势

练习时长：1 小时

材料

□ 一张和你等高的牛皮纸
□ 素描铅笔
□ 胶带
□ 丙烯颜料
□ 各式各样的画笔
□ 一杯水

步骤

1. 把牛皮纸铺在地板上。
2. 躺在牛皮纸上，用铅笔勾勒出自己的身影，可以坐起来描画身体的下半部分。
3. 用胶带把牛皮纸张贴在墙上。
4. 在你身体的轮廓里，用颜料画出你身体内部的状态，包括身体、精神上的感受和想法。
5. 使用线条和颜色来代表你的能量和觉察。
6. 在你绘画完成的身体形象上，找出你身体的力量所在。

想一想

✿ 现在做你自己是什么感觉？
✿ 你的优势在哪里？为什么？

修复情绪的 100 项艺术练习

- 你的压力在哪里？为什么？
- 想想这些信息可以如何应用到你的生活中。如果你不喜欢自己身上的某些地方，你能做出一些改变吗？
- 如果你喜欢自己身上的某些地方，你要如何赞美呢？

在团体治疗中

两人一组，请对方帮你在牛皮纸上勾勒出你的身体轮廓。在这一环节中，确保同伴之间的相互信任是至关重要的。

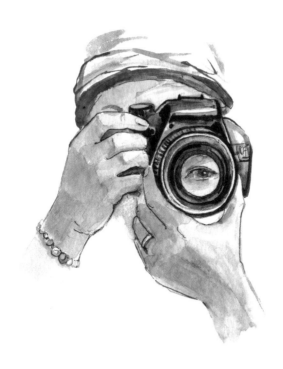

获得力量

目标

● 提升建设性的应对
  技巧

准备时长：5 分钟
练习时长：45 分钟

材料

☐ 素描铅笔
☐ 一张 45cm×60cm
  的厚画纸
☐ 丙烯颜料
☐ 画笔
☐ 一杯水
☐ 彩色铅笔

内在的力量和自信可以帮助你应对那些具有挑战性的时刻。拥有个人力量是指能够适应生活中的情况，对自己的行为负责，并能够表达自己的需求和愿望。当你能有效地管理自己的情绪时，你会感到自己很强大，并且有能力选择如何处理生活中的事情。当使用应对工具来管理情绪时，你必然会看到生活的转变。一旦理解并拥抱自身的力量，你将能够实现自己的目标。

步骤

❶ 用至少 5 分钟想象一个象征你个人力量的符号。这可以是一个用来保护自己的符号，也可以是用来体现你当前力量的符号。

❷ 一旦你想象出这个符号的图案，就用铅笔在纸上画出来。

❸ 用颜料或彩色铅笔给你的草图上色。

想一想

❀ 你在生命中的哪些时刻会感觉到缺乏力量？

❀ 审视并深入挖掘你的某一天，思考自己在什么时候放弃过自身的力量。

❀ 随身携带护身符或者水晶等物件，对于一些人来说会有帮助，因为这些物件对他们来说代表着力量，同时也可以带来力量。思考什么物件可以帮助你呢？

疗愈符号

目标

- 增强自尊心
- 提升应对技巧

练习时长：50 分钟

材料

☐ 电脑
☐ 一张 45cm×60cm
  的厚画纸
☐ 描图纸
☐ 铅笔
☐ 丙烯颜料
☐ 画笔
☐ 一杯水

根据一个人的信仰，符号可以有多种解释。疗愈符号是唤起和平的图案，具有个性化特征。在符号中寻找力量会让人感觉充满能量。你可以从动物、商标、大自然或日常用品中找到灵感，我的许多来访者选择蝴蝶，是因为它是蜕变的象征，还有一些来访者选择花朵作为希望的象征，或者选择一种动物来提升自我能力。当遭遇挑战时，你可以把你的疗愈符号作为一种支持机制。请把疗愈符号挂在家里，作为自我发展的提醒。

步骤

1. 选择一个代表你的疗愈过程的符号。
2. 从互联网上打印这个符号的图片。
3. 用描图纸和铅笔将图案描在纸上。如果你没有描图纸，你可以用你的电脑屏幕作为一个灯箱。把一张纸铺在电脑屏幕上，然后描出图案。
4. 用颜料填充图片，给背景上色。

想一想

- 你的绘画作品中有没有什么让你感到惊奇的地方？
- 你如何将你的疗愈符号融合进生活里？

创伤时刻

目标

- 厘清创伤事件
- 处理情绪

练习时长：50 分钟

材料

☐ 素描铅笔
☐ 一张 45cm × 60cm
　的厚画纸
☐ 彩色铅笔

创伤事件包括自然灾害、严重事故、恐怖主义行为、战争、搏斗、袭击和其他暴力犯罪等。创伤后应激障碍患者可能在事件发生数月或数年后仍有症状反应，包括噩梦、不愿回想的记忆、激烈反应、焦虑或抑郁。许多经历过创伤事件的人因为受到惊吓，而难以回忆起事件的具体细节。这个练习可以帮助你厘清在创伤事件发生之前、期间和之后的事件的顺序。通过把整个事件画出来，你可以复述事情的经过，并清晰、正确地将其整合到自己的记忆之中。

步骤

① 用画笔画 3 条线，把纸分成相等的部分。

② 在纸的第 1 部分，用彩色铅笔画出在创伤事件发生之前你的生活。在第 2 部分，画出创伤事件本身。在第 3 部分，画出事件后你的生活。

③ 在纸的背面，写下你复述故事时的情绪反应。

注意： 如果你需要帮助调节情绪，请联系专业治疗师。

想一想

❋ 你建立了什么样的支持系统来处理情绪？

❋ 你现在会如何复述自己的故事，从而将它融入你的生命？

心中的花园

花园是生命的美丽象征。我很喜欢的一句名言是："一朵花无意与旁边的花争奇斗艳，它只会独自绽放。"我们都在自己的人生路上，但我们需要被培养，就像一个花园一样。在这个练习中，花园是你内心世界的象征，照料花园能给你带来挑战和回报，培育花园将有助于你确定自己的目标、识别出障碍。

步骤

1. 花 5 分钟想象一个象征内心世界的花园。健康的植物代表你的积极力量和特性，种子代表你的目标，杂草代表阻止你达到目标的障碍。
2. 使用马克笔和油画棒画出健康的植物。
3. 把你想要实现的目标画成种子（或正在发芽的植物）。
4. 画些杂草代表那些可能阻碍你实现目标的障碍。
5. 用画笔继续添加照料你的花园所需的其他细节。

想一想

- 你如何描绘花园里的植物、种子和杂草？
- 你可以用什么方法来打理花园？
- 接下来该如何在你的人生中除草、培育种子？

生命象征图

目标

● 识别自身感受
● 掌控情绪

准备时长：15 分钟
练习时长：45 分钟

材料

□ 一张 45cm×60cm
　 的厚画纸
□ 彩色铅笔
□ 水彩颜料
□ 画笔
□ 一杯水

花点时间思考一下你当前的人生，可以用什么来比喻它呢？其实一个恰当的人生象征便是风景。想象一下，一片狂风大作的树林与绿草如茵、低矮起伏的丘陵相比，你会有什么不同的感觉。我最喜欢的象征性图案之一是红色的门。我的来访者画了一扇朝她打开的门，这扇门仿佛给她展现了未来、带来了新的生活契机。请想象出一些不同的事物，用来象征你现在的人生或者未来的人生。

步骤

❶ 花 15 分钟反思一下你的人生，什么样的比喻能代表你的现状？
❷ 用彩色铅笔在纸上画出象征你生命的图案。
❸ 使用水彩颜料为你的艺术作品添加更多的色彩。

想一想

✿ 你在绘画时表现出了什么样的情绪？
✿ 怎样的感觉体验与你目前的人生经历有关？
✿ 诚实地面对你的感受是很重要的。只有这样，你才能感受到它们，然后释放它们。你还有其他想体验的人生图案吗？把你的想法写在日志里。

触动心弦

目标

- 提高情绪管理能力
- 提升生活应对技巧

练习时长：1 小时

材料

- □ 印刷的心形轮廓图片
- □ 一张 45cm×60cm 的厚画纸
- □ 剪刀
- □ 胶水
- □ 彩色铅笔
- □ 丙烯颜料
- □ 画笔
- □ 一杯水

许多人心里存有压力，这对身体和精神来说是危险的。画一颗心，加上象征性的颜色，通过创造这种可感知的方式来直面心中的压力，给自己提供一个治愈的机会。缓解压力的途径是开发一些应对技巧，比如感恩、朋友的支持、与他人交谈、原谅、帮助他人，或者与艺术来一场约会等。

步骤

① 从互联网上下载、打印出一个心形轮廓，或者根据自己的喜好用彩色铅笔在纸上画一个大大的心形。如果你已经打印出了一个心形图案，那么剪下它的轮廓，然后用胶水把心形图案粘在纸上。

② 写下此刻你内心深处的感受。使用丙烯颜料，在心形图案内部将你的不同情绪填涂成不同的颜色。

③ 在心形周围的区域，列出能够帮助你疗愈情绪的应对技巧。如果愿意，你也可以画出发自内心的心弦（线），然后在这些线条上列出应对技巧。

想一想

✿ 你的心里存有什么感受？

✿ 你有这种感觉多久了？

✿ 你感觉你的心需要你做什么？

✿ 你将如何将新的应对技巧融入你的生活？

肯定自我

目标

- 创造积极心态
- 提高解决问题和做决策的能力

练习时长：1 小时

材料

☐ 电脑
☐ 纸条
☐ 绘画铅笔
☐ 丙烯颜料
☐ 画笔
☐ 一杯水
☐ 小玻璃瓶

肯定句是一种强有力的陈述，旨在重新调整心态、打破限制性信念。书写和反复阅读肯定句的过程，可以让你的大脑对其信以为真。在这个练习中，请选择一个肯定句来帮助你应对当前的挑战。例如：如果你正在努力提升自尊，你的肯定句可以是"我正在学着爱自己。"强有力的自我陈述可以内化为自身信念。

步骤

① 在网上找到一个与你产生共鸣的积极肯定句。

② 用铅笔在纸条上写下肯定句。

③ 记住你选择的肯定句，想出一个图案来代表它。

④ 使用颜料把这个图案画在玻璃瓶上。

⑤ 待颜料干后，把肯定句纸条放进玻璃瓶，盖上盖子。

⑥ 把你完成的作品放在一个每天都能看到的地方。

想一想

❀ 你选择的肯定句与你的人生有什么关联？

❀ 还有哪些肯定句可以添加到你的清单中？

在团体治疗中

每个参与者创建与当前自己面临的挑战相关的内容，也可以帮助他人选择肯定句或提供建议。创作完成后，每个人都可以向他人解释自己的作品。

家庭画报

目标

- 深入了解家庭互动模式对情绪问题的影响

准备时长：5 分钟
练习时长：45 分钟

材料

☐ 绘画铅笔
☐ 一张 45cm×60cm 的厚画纸
☐ 彩色铅笔
☐ 油画棒

童年经历在我们今天的人际关系中扮演着重要的角色，回顾童年经历可以帮助你识别那些带有挑战的情绪问题。在这个练习中，你将探索和每个家庭成员之间的情感互动模式，深入分析他们是如何影响你的成长的。

步骤

1. 花 5 分钟时间思考那些在你的生活中很重要的家庭成员，确定谁是你的人生旅途中不可或缺的一部分。
2. 用铅笔把重要的家庭成员画在纸上，请务必把你自己也画进去。
3. 使用彩色铅笔和油画棒为你的艺术作品上色。

想一想

- 在画纸上，站在你旁边的人是不是你情感上最亲近的人？
- 在你生命中他们的存在与缺席如何塑造了今天的你？
- 你有没有想和画纸上的哪个人建立起很紧密、牢固的关系？

曼陀罗绘画

目标

- 提高团队凝聚力
- 提升沟通、减压和
  冥想技巧

练习时长：1 小时

材料

☐ 素描铅笔
☐ 一大张牛皮纸
☐ 剪刀
☐ 丙烯颜料
☐ 画笔
☐ 一杯水

曼陀罗在梵文中是"圆"的意思，它在东方传统中被用作冥想的工具。创造曼陀罗的动作就是冥想。曼陀罗包括你凭直觉创造的形状和符号。许多曼陀罗都有一个重复的图形模式，从而形成一个整体设计。这个练习的目的是在艺术创作的过程中放松自己。事实证明，45 分钟的艺术创作可以有效降低应激激素皮质醇的水平，缓解压力。

步骤

❶ 用铅笔在牛皮纸上画一个大圆圈，并把圆圈剪下来。

❷ 找一个舒适的坐姿，把颜料和画笔放在你的面前。

❸ 做一个简单的呼吸练习，帮助你冷静和集中注意力。例如，吸气数 4 下，屏息数 4 下，然后呼气数 6 下。重复 3 次。

❹ 使用颜料在圆圈内创建重复的图案。

想一想

✤ 在创作这个艺术作品时，你是否能够达到一个深度冥想的状态？

✤ 你的艺术作品背后有什么样的故事？

✤ 你为什么选择这些颜色来创作这个作品？

在团体治疗中

让团体成员在牛皮纸周围坐成一圈，一起创作曼陀罗图案。如果团体成员不能坐在一起，可以将纸平均分成几份，每组一份。让每组都安静地工作。一旦大家都完成了工作，请成员们把各个部分组合在一起，重组成一个圆圈，分享他们各自创作的成果。以这种方式进行团体合作，可以创造团队凝聚力，并营造出轻松的氛围。

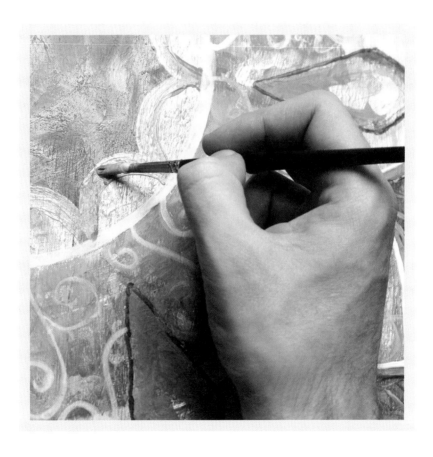

力量盾牌

目标

● 确认个人优点

练习时长：50 分钟

材料

□ 绘画铅笔
□ 一张 45cm×60cm 的厚画纸
□ 剪刀
□ 彩色铅笔
□ 油画棒

盾牌以其"保护"的象征意义和力量著称，它由沉重的金属材料制成，过去曾用来保护战斗中的士兵。盾牌独特的盾徽代表了它想要保护的人。在这个练习中，你将创造属于自己的力量盾牌。你的作品被视为一种保护的力量，可以在动荡不安时赋予你力量。思考一下你自身的优点，以及它们是如何保护你的。说不定你很有创造力，或许可以用来应对问题。

步骤

1 在纸上画一个盾牌。如果需要帮助，你可以先在互联网上搜索一个盾牌的形状，然后将它描在纸上。

2 把盾牌剪下来。

3 用铅笔把你画的盾牌分成四份。

4 确定你的四个优点，并把它们分别写在盾牌的四个部分上。

5 使用彩色铅笔和油画棒给你的艺术作品上色。请尽量使用对你来说代表力量的颜色。

想一想

❀ 你保护过自己不受他人伤害吗？采用了哪些方式？

❀ 你如何利用自己的优点与周围的人建立更多的联系呢？

感受图块

目标

- 识别个人感受
- 帮助掌控和调节情绪

~~~

练习时长：50 分钟

材料

☐ 一张 45cm×60cm 的厚画纸
☐ 剪刀
☐ 钢笔
☐ 彩色铅笔
☐ 油画棒

我们每一种情绪都与特定的经历有关。在这个练习中，你需要画出各种与情绪相关的经历，这是一个反思你最近经历过的每种情绪的机会。我的一些来访者很难想起他们最近一次真正感受到幸福是什么时候。请滋养你的内心世界，允许自己欣赏和享受生活，这非常重要。

步骤

1. 把厚画纸剪成 8 个相等的正方形。
2. 用钢笔给每个方块赋予一种感受。例如，你可以在每个方块中列出以下内容之一：高兴、沮丧、憎恨、爱、焦虑、悲伤、无聊和兴奋。
3. 用彩色铅笔或油画棒在每个方块上画一个图案或场景，描绘你最近一次经历的情绪。

想一想

- 看看每一种情绪，你在哪个情绪方块上添加了最多的细节，给予了最多的关注？
- 哪种情绪你想体验得多一点儿？
- 你现在能做些什么来增加这种体验、滋养自己呢？

想象力大冒险

目标

- 提高解决问题能力
- 增强应对技巧

练习时长：55 分钟

材料

- □ 两张 45cm×60cm 的厚画纸
- □ 绘画铅笔
- □ 油画棒

引导视觉化（guided visualization）是一种技术，需要想象一个场景，然后把它画出来。如果你觉得舒服，可以闭上眼睛进行引导视觉化练习。在这个练习中，你要想象并画出一个有四个不同场景的旅程。这是一种用来识别当前应对技能和欲望的技术，每个绘画任务都是为了测试你是如何回应和解决问题的。

步骤

❶ 把每张纸对折，然后分别用 1 到 4 给每张纸编号。

❷ 找一个舒服的位置坐下，把材料放在你面前，开始绘画。

❸ 想象你独自一人，已经预留了一天外出旅行。你期待着这次冒险，打点行囊，前往一片广阔的田野。当穿过田野的时候，你会看到一个漂亮的栅栏，栅栏的门上写着"欢迎光临"，你试图打开门，但它卡住了。

❹ 你如何通过这扇门？请在第一页画下你的答案。

❺ 恭喜你！通过了这扇门！在门内，迎面而来的是一个满是花果蔬菜的美丽田园。你悠闲自在地闻着花香，品尝着水果，这些馈赠都有滋有味。你继续走在小路上，突然一个巨大的生物出现在你的脚前。你会怎么做？在第二页画出你的回答。

❻ 恭喜你！你通过了挑战！你继续前进，这时这条小路前的景象变成了一片茂密的森林。当太阳开始落山，天色渐渐暗淡，你突然意识到自己已经在这条路上走了很长一段时间。现在往回走已经太晚了，所以你决定傍晚先在森林里安顿下来。这时你看到前面有一个可爱的小木屋。当接近小木屋时，一个生物突然出现了。你会怎么做？在第三页画出你的回答。

❼ 恭喜你！这个生物允许你使用它的小屋，然后它就消失了。这个小屋是一个古雅的空间，里面有你所需要的一切。当你闭上眼睛，准备入睡时，你听到小屋里有声音，原来你并不是一个人。你觉得小屋里还有什么？在第四页画出你的回答。

❽ 大声朗读这个故事，就好像你在向自己、伴侣或治疗师叙述整个过程。

想一想

❀ 在第一幅画中，你需要打开一扇门。你是如何通过这扇门的？

❀ 在第二幅画中，一个生物突然出现。你是如何应对的？你使用了武力、妥协还是逃跑？

❀ 确定你在第三幅和第四幅画中看到了什么人或者什么事物。你有何反应？这时看到的人或事物象征着你的潜意识。

❀ 你可以使用下面的表2-1来确定你的行为是被动的、自信的，还是好斗的。你喜欢自己回应的方式吗？如果不喜欢，那么你有力量做出改变。

表 2-1

被动的	自信的	好斗的
逃跑	给予	使用武力
僵住	互动（说话）	打、碰、吓、杀

身体压力图

目标

- 识别自身感受
- 提升自我觉察

练习时长：45 分钟

材料

- ☐ 一张 45cm×60cm 的厚画纸
- ☐ 绘画铅笔
- ☐ 画笔
- ☐ 水彩颜料
- ☐ 一杯水

压力是由苛刻的环境所引发的精神或情绪紧张的状态。许多人每天都生活在这种不舒服的状态中。当你的身体承受着压力，它或许会表现为身体上的疼痛。在这个练习中，你需要想象压力的样子，以便发现它的根源。压力可能集中在身体的某个特定区域，也可能存在于多个区域。我见证过许多来访者确定了他们的压力在哪里、是什么引起的，然后努力去缓解压力。

步骤

1. 在纸上画出你的身体轮廓，包括头、躯干、手臂和腿。
2. 画出存在于你身体里的压力。需要考虑压力的形状和大小，以及它存在的位置。
3. 用颜料为你的艺术作品上色，建议选择更大胆的颜色来强调身体的压力。

想一想

- ❋ 你在身体的哪个部位发现了压力？
- ❋ 你感到身体这些部位承受压力大概有多久了？
- ❋ 你之前是否尝试过缓解这种压力？
- ❋ 你有什么方法可以消除压力？比如，你可以通过按摩来缓解背部的压力吗？

建立边界墙
而非围墙

目标

- 培养应对事物的技巧
- 培养情绪调节的能力

准备时长：30 分钟
练习时长：30 分钟

材料

☐ 各色马克笔
☐ 一张 45cm×60cm
　的厚画纸
☐ 各类印刷用纸（报
　纸、包装纸、设计纸）
☐ 剪刀
☐ 胶水

有时候我们很难知道何时向他人表达自己的情绪，但其实你可以学着在不使家人、同事或朋友感到有压力的前提下，满足自己情绪表达的需求。拥有健康的边界意味着知道自己的底线在哪里。例如，你可能不想向同事或新朋友透露你的个人生活。退一步看看你在每段人际关系中的需求是很重要的，你的边界墙是什么样的？

步骤

❶ 花 30 分钟想一想，在生活中，你与他人在身体、情感和精神层面让你感到舒适的边界。

❷ 允许自己说不。

❸ 用马克笔把你自己画在纸的中央。

❹ 在你的肖像周围粘上各种纸张，创造一个健康的边界墙。

❺ 确定一个你需要与之建立边界的人，并将他画在你的健康边界墙之外。

想一想

❀ 你和你的朋友、同事、恋人或孩子之间有没有隔阂？有没有什么围墙阻止你成长？

❀ 你的墙有多大？你的墙是不是太高，以至于没有人进得来？

❀ 你如何建立健康的边界来表达你的感受？在你的生活中，有没有什么事情是你想说"不"的？

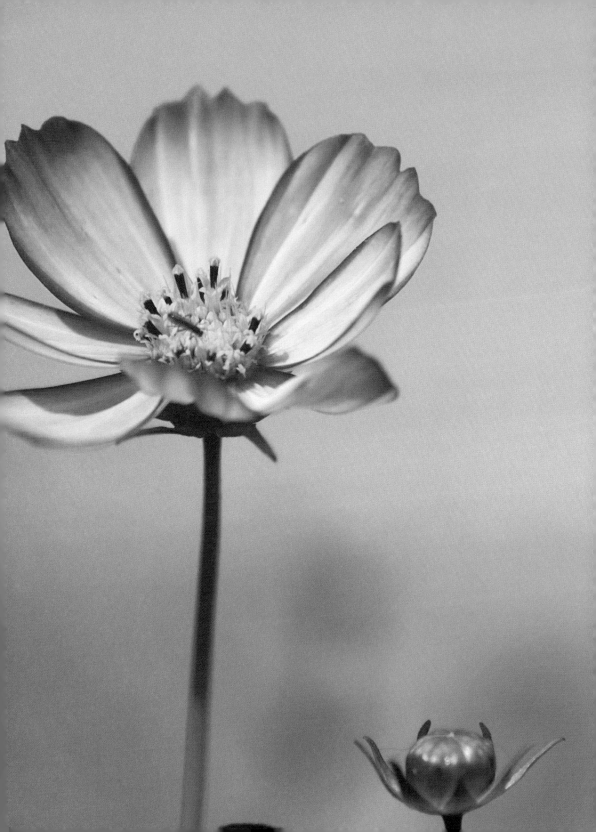

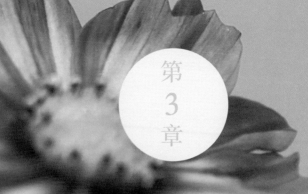

拍照修图魔力大

20 项摄影 & 数码练习

　　数字艺术和摄影图像可以唤起记忆，鼓励你讲述关于自己的人生故事，并推动你参与到心理治疗中。观察与选择图像的过程将有助于你掌握自己的心理状态。你的心理可能在一些创伤经历中受到伤害，譬如至爱的意外死亡、受到虐待、家庭暴力、战争、恐怖主义、自然灾害或是慢性疾病等。本章将要讨论的治疗方法包括数字化讲述、照片疗法和纪念册。

第
3
章

照片转换自画像

目标

- 增强自我反思
- 提升自我觉察意识

练习时长：1 小时

材料

- ☐ 你自己的照片
- ☐ 一张 45cm×60cm 的厚画纸
- ☐ 摩宝胶
- ☐ 丙烯颜料
- ☐ 画笔
- ☐ 一杯水

"我是谁"这个古老的问题，会在制作自画像时浮现于脑海。你所描绘的自我形象是能够带来启示与见解的。在创作自画像时，你的真实自我会显露出来。你所描绘的细节和你所选的颜色都是自身的延伸。在开始之前，先问问自己：我希望自己如何被人记住？我认为别人又是如何看待自己的？同时请思考自己最好的品质。

步骤

1. 从你自己以前或现在的照片中，选择一张并打印出来，黑白或彩色打印都行。
2. 在你的纸上涂抹一层摩宝胶。
3. 将你的照片置于摩宝胶上，然后在照片上涂一层摩宝胶。静置晾干 20 分钟。
4. 使用颜料为你的艺术作品增添色彩和情感表达。

想一想

- 你是如何使用颜料增添情感表达的？
- 你觉得你的艺术作品表现的是你现在的真实样子，还是你理想中的自己？

修复情绪的 100 项艺术练习

看见理想的自己

目标

- 提高问题解决能力
- 提升自尊心和自我反思能力

准备时长：10 分钟
练习时长：50 分钟

材料

□ 纸
□ 笔
□ 数码相机

这是一个创造形象的活动，这个形象能够表现出你希望别人是怎么看待你的。这有利于展现出理想中的自己。你想要怎样的感觉呢？本活动旨在创造出这种感觉，并将其视觉化。我们将通过以下步骤用照片创造出这种感觉，这样你就可以在现实生活中体会这些感觉。让自己发挥想象力吧！如果你想在生活中获得自由，就请想想什么能给你带来那种感觉？是驾驶着一辆豪华轿车吗？那你可以去汽车经销店试驾一辆并拍下照片！你拥有无限的想象力，尽情想象吧！

步骤

1. 用 10 分钟思考你希望别人如何看待自己。
2. 列出一张情感词汇表，这些词汇可以描述出当你被这样看待时的感觉。
3. 写出有趣的活动方案，这些方案可以帮助你在现实生活中创造出这种感觉。
4. 当你在做这些活动时，拍下照片。

想一想

- 当你在照片里看到你的梦想时，你是什么感觉？
- 为了能够在生活中实现理想的自己，你还能采取什么行动？

迷你心灵电影

目标

- 认识自身优势
- 回顾积极经历，畅想未来

准备时长：10 分钟
练习时长：50 分钟

材料

☐ 电脑
☐ PowerPoint 软件

心灵电影是你向往生活的一种快照。它能让你看到当下的生活，你所想象的东西仿佛已经被你掌握。想想生活中一些令你感到愉悦的积极事件吧。假如你能够将类似的愉悦经历展现出来，你会感觉怎么样？每天回顾你的心灵电影很重要，它可以带来积极的心理感受，并使你对生活的渴望更加清晰。

步骤

① 用 10 分钟对你在人生中渴望的事物进行头脑风暴。
② 在 PowerPoint 演示幻灯片中，写下你所渴望的事物之一。
③ 找到一个与该事物相符的图片，将其放在下一张幻灯片上。
④ 重复以上步骤，用你所渴望的事物和图片，多制作几张幻灯片。你既可以用网络上的图片，也可以用自己生活中的照片。
⑤ 可以将你最喜欢的歌曲添加到演示文稿中。
⑥ 每天观看一次你所创造的幻灯片文稿。

想一想

❀ 尽情想象是什么感觉？
❀ 实现渴望的第一步是明确一个愿景。在生活中看到积极事件和获得肯定时，你是什么感觉？

趣味情绪板

目标

- 辨识当前的情绪

练习时长：50 分钟

材料

☐ 电脑
☐ 图片网站

找到一个能让你查看和下载各种各样图片的网络平台，你在该平台上可以搜索各种能够与你的情绪产生共鸣的图片。我让一位来访者每周创建一些图片板块。她喜欢把激发她灵感的事物记录下来，然后把那些图片板块发给我看。通过图片板块，我们可以看到她的生活中发生的事情，而最棒的是这些图片板块不需要进行整理。

步骤

① 用电脑浏览器访问图片网站。如果你更喜欢使用智能手机，也可以在手机上使用图片相关的应用程序。

② 注册或登录。

③ 创建一个图片板块并将其命名为：情绪板。

④ 在搜索框中搜索与你当前心情产生共鸣的物品、地点、颜色和形象，并将它们放置在你的情绪板上。

想一想

❀ 当你创建你的图片板块时，定好主题了吗？是什么？

❀ 在这过程中，你是否转移注意力并开始浏览其他网站或博客了？

❀ 你找到想要保存的图片了吗？你可以将它们保存下来以供你想创作画作时使用。

积极肯定

目标

- 建立自尊
- 改变心态
- 调整狭隘的信念

练习时长：1 小时

材料

- □ 纸
- □ 素描铅笔
- □ 智能手机

积极的肯定相当于力量的赋予！肯定的话语能够在你需要的时候，给予情感上的支持或鼓励。我喜欢在手机上保存一些正向肯定话语，它们是一种力量，激励我一定要进行改变。你还可以创造一个数字形象来配合你的肯定话语，这样能让它产生更大的作用。在某些情况下，你可以从实际上改变一个问题；在另外一些情况下，你可能需要从心理上改变你的看法。这两种解决方法你都需要尝试，看看哪一种更适合当下的情况。

步骤

1. 在纸上写下一个你当前面临的挑战。
2. 在你的挑战旁边，写下 3~5 个积极的解决方案。
3. 想出一句与积极的解决方案相匹配的正向话语。
4. 根据积极的解决方案给你的启发，用你的手机拍摄一张照片。
5. 使用手机编辑器将你的正向话语添加到照片中，也可调节照片亮度。
6. 在手机或电脑上将你的艺术作品设置为屏幕保护图案。

想一想

你在一天中可以怎样使用这种肯定？

当你对你的问题提出积极主动的解决方案时，感觉如何？

三张自拍照

目标

- 培养自我反思
- 提升表达创意

练习时长：1 小时

材料

□ 照相机

自拍照反映了你对自己的看法，还能深入了解别人对你的看法。同时创作三张自拍照可以带来转变，因为你可以同时看到自己的不同方面。在本练习中，你可以拍某些身体部位也可以拍全身，还可以根据自己的身体特征，通过肢体语言来创造出富有情感的形象。

步骤

① 拍摄一张你眼中的自己的照片。
② 拍摄一张你所认为的别人眼中的自己的照片。
③ 拍摄一张你所向往的别人眼中的自己的照片。

想一想

⁂ 哪一张自拍照创造起来最容易？哪一张最难？
⁂ 你看到这些照片之间的相似之处了吗？
⁂ 这三张照片之间的差异在哪儿？

家庭纪念册

目标

- 回顾过往
- 厘清情感关系
- 了解家庭互动模式

准备时长：10 分钟
练习时长：50 分钟

材料

- □ 纪念册或相册
- □ 目前生活的照片
- □ 空白的纪念册
- □ 纪念品（票根、收据、日记本、情书、照片、压花等）

纪念册为我们研究某一时段内的家庭互动模式提供了条件。回顾这些图片中的肢体语言，可以更深刻地理解某些人在你的生活中所扮演的角色。你能看到曾经十分重要的情感关系、叙述你的故事，也能为未曾捕捉到的新回忆留出空间。

步骤

1. 拿出纪念册和相册。如果你的图片是电子的，请把它们打印到纸上。
2. 观察每张照片，并思考你与照片中的人之间的关系。
3. 查看最近的照片。将那些记录了你生命中重要时刻或重要人物的照片都打印出来。
4. 把现在的照片加入你的新纪念册中。
5. 为了使你的纪念册具有个人色彩，请思考可以添加哪些象征着重要意义的纪念品。

想一想

- 你的家庭及其历史对今天的你产生了怎样的影响？
- 你将去向何方？

在团体治疗中

如果是团体治疗，请在完成上述步骤后，相互讨论你们的家庭历史和传统。

数字纪念册

目标

- 处理记忆
- 发展应对技巧
- 找到支持系统

准备时长：10 分钟
练习时长：50 分钟

材料

□ 电脑

制作数字纪念册需要你将照片电子化并整理到同一地方。数字纪念册能讲述各种生活事件，并帮助你找到自己的支持系统。你可以在纪念册中添加最喜欢的歌曲、信息、传统，甚至是对你家人很重要的食谱。如果你想分享，还可以给某人发一条视频。数字纪念册可以存储在一个可共享的存储空间，以便分享给那些对你重要的人。数字纪念册最大的好处在于，它们只占用闪存或硬盘上的存储空间，而不会占用实际空间。

步骤

① 从你的过去和现在选出 5～10 张个人图片，其中要包括几张你和其他人的合影。

② 访问可以创建数字相册的网站或手机应用程序。

③ 在你选择的网站或程序上建立个人资料，并上传你的照片。

④ 按时间顺序整理你上传的照片。

⑤ 这个练习可以一次性完成，也可以慢慢完成，以个人喜好为准。

想一想

❀ 你的照片中体现了什么关系？

❀ 你为什么在相册中选择分享这些关系？

❀ 这些关系对你意味着什么？

❀ 有没有对你来说特别重要的时期？

图像编辑

目标

- 缓解压力
- 提高决策能力

准备时长：10 分钟
练习时长：50 分钟

材料

□ 图像编辑软件或应
  用程序
□ 电脑
□ 打印机（可选）

图像编辑不仅能够让你改变现有照片，还能让你发挥自己的决策技能。改变一张照片的方法众多，而你有权选择你所喜欢的方法。在这个过程中，你所做的决定并没有对与错之分，跟着你的感觉走就好。

步骤

1. 用 10 分钟选择一张你最喜欢的照片。
2. 打开或下载一个图像编辑应用程序（网上能下载到免费的软件）。
3. 添加艺术装饰、文字、质感以及滤镜来改变你的照片。如果在图像编辑的过程中，你对其效果并不满意，可以随时回到照片的原始状态。
4. 保存你编辑后的图片。
5. 如果你喜欢，可以将这张图片打印下来。

想一想

- 为什么这张照片对你来说很重要？
- 编辑是如何让图片更好看的？

记录悲伤画面

悲伤有不同的程度，有情绪低落、痛苦和垂头丧气等感受。而拍照是一种能够让你打起精神的方法。它能令你静下心来，并引导你将时间花在自己身上，去探寻自己的世界。所以，你可以用拍照记录下你感受到的不同程度的悲伤。

步骤

① 至少花 10 分钟时间来思考悲伤的不同程度。
② 把你所想到的所有悲伤程度都写在纸上。
③ 到户外把能表现悲伤的不同程度的画面拍摄下来。

想一想

✺ 有谁会和你一起去拍照片吗？
✺ 在你的照片中有哪些程度的悲伤？
✺ 现在，你是否能与任何一张照片产生共鸣？

大自然随走随拍

目标

- 认识情绪
- 缓解压力

练习时长：1 小时

材料

□ 照相机
□ 打印机（可选）

　　花点时间到大自然中散步可以让人放松，还可以帮助你更清楚地感受当下，并表达出来。在这项练习中，你将通过感受自己的呼吸和步伐，来进行正念练习。花些时间放慢脚步，有意识地让自己注意周围的环境，这有助于缓解压力并认识情绪。

步骤

① 在大自然中步行 30 分钟。慢慢走，注意环境中的细节。敦促自己比以前更细致地去审视你所看到的一切。

② 走路时请注意呼吸。慢慢地深呼吸，感受空气充满你的肺部。

③ 当你继续行走时，将注意力集中在你的周围环境上，让自己的大脑平静下来。当一些譬如明天需要做什么的日常想法闯进脑海时，就允许它们进来，然后再觉察它们的离开。

④ 在环境中寻找你感兴趣的东西。

⑤ 如果你看到美丽的或触动你情绪的事物，请拍下照片。

⑥ 在你整个的行走过程中，拍摄任何可以唤起你情绪的物品。

⑦ 给你拍的每张照片起个名字。

⑧ 如果你有打印机，可以打印几张照片，唤起自己在那一刻的感受。例如，如果你拍了一张湖水的

照片，它能够使人平静，那么你可以把这张照片放在自己的办公桌抽屉里，以便自己在感受到压力时可以看看它。

想一想

❋ 当你回到家时，再看看你的照片。现在你还能感受到自己当时在拍这些照片时的心情吗？

❋ 在你拍摄这些照片后，你的心情发生变化了吗？

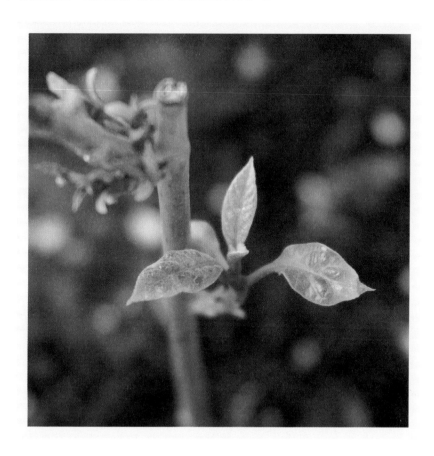

拍一张照片
记录感受

目标

- 认识情绪
- 提升情绪表达能力

练习时长：1 小时

材料

☐ 照相机
☐ 打印机（可选）
☐ 素描铅笔
☐ 纸

谈论抑郁和焦虑是非常私密的，而且可能难以开口。要想缓解抑郁或焦虑情绪，重要的是通过你的思想和感受来解决问题，这样你就可以找出导致痛苦的驱动因素。本活动旨在帮助你找到一个能代表你的焦虑或抑郁情绪的形象，为表达真实的自我做铺垫。

步骤

① 到户外去寻找一个能刻画出你当前感受的物体或场景。

② 为其拍摄几张照片。

③ 为你拍的每张照片起标题。

④ 将你的照片打印出来（可选）。

⑤ 坐下来，在纸上写一段关于照片及其在你身上唤起的感受的叙述。

想一想

※ 如果有人从未见过你拍的照片，你从他人的视角来看这些照片，你可以看到任何之前没有注意到的新东西吗？

※ 你想与谁分享自己的照片？为什么选择这个人？

※ 你所定的标题，是否反映出了你在拍摄该照片时的感受？

※ 照片中主题与背景之间有多大空间？照片里是否有多个主题？

过去、现在和未来

目标

- 认识情绪
- 提升自我觉察、决策和自我反思能力

练习时长：1 小时

材料

- ☐ 1 张 45cm×60cm 的厚画纸
- ☐ 素描铅笔
- ☐ 照片
- ☐ 胶水
- ☐ 杂志
- ☐ 剪刀

这个练习通过处理一些你的个人照片，来引导你探索自己的历史。这些照片可以是关于童年、家庭、人际关系、工作、休闲活动或其他任何让你感兴趣的事情的。当你在纸上勾勒出你的历史时，对过去的看法可能会改变，还可能会产生意想不到的感受和情绪。处理这些感受可以唤醒深层的自我意识，有助于你做出关于未来的决定。

步骤

1. 在纸上画 2 个相交叉的圆圈，形成 3 个部分。
2. 从左边开始，将这三个部分标记为"过去""现在"和"未来"。
3. 把你过去的照片粘在"过去"部分。（如果不想粘贴原始照片，可以使用复印的照片。）
4. 将近期照片粘贴在"现在"部分中。
5. 从杂志上剪下能表现出你对未来的向往的图片。
6. 把未来的图片粘在"未来"部分。

想一想

- 你能在自己人生不同时期，找到有意义的联系吗？
- 在创作这个艺术作品的时候，你有没有被强烈的情绪影响？那些情绪是什么？

在团体治疗中

团体中的每个人都应该分享自己的艺术作品，讨论自己来自何处、当前的经历，以及对未来的计划。

三阶段焦虑快照

目标

- 缓解压力
- 调节情绪
- 提高情绪应对能力

练习时长：1 小时

材料

☐ 照相机

焦虑是应对压力时的本能反应。轻度焦虑会使胃部不适、脉搏轻微加快。中度焦虑会令你把注意力完全放在让自己感到焦虑的事情或情况上，忽略周围的一切。重度焦虑会让你突然感受到强烈的压力和恐惧感，它们会反复发作并在几分钟内达到顶峰（惊恐发作）。你可能会感到厄运即将来临，同时呼吸急促、胸痛或心悸。通过回顾和探索这些不同程度的焦虑，你可以学会理解这些情绪，并采取措施有效地应对它们。在本练习中，请选用符合自身情况和自身焦虑程度的意象。

步骤

1. 拍摄一张表示轻度焦虑的照片（例如，喝太多咖啡）。
2. 拍摄一张代表中度焦虑的照片（例如，约会迟到）。
3. 拍摄一张表示重度焦虑的照片（例如，被困在电梯中）。

想一想

- 这些照片之间的差异在哪儿？
- 相似之处又在哪儿？
- 你能如何预防未来焦虑的产生？

美好拼贴

目标

- 缓解压力
- 增强自尊和自我觉察

准备时长：10 分钟
练习时长：50 分钟

材料

□ 手机或电脑里的数码照片
□ 打印机
□ 厚纸板
□ 胶水

照片拼贴是一种将许多积极而动人的经历结合到一张图片中的方式。你可以选择对自己来说很重要的照片，并以一种美观的方式排列它们。这些照片包括在自然中散步的照片、朋友或兴趣爱好的照片，以及网上的图片。制作拼贴照片可以增强自尊和自我意识。许多来访者喜欢把积极经历中的照片拼贴起来作为纪念品。

步骤

1. 请拿出你的照片，查看它们并选出一些能展现你的兴趣、你最喜欢的艺术、积极向上的回忆以及重要场景和人物的照片，然后打印选出来的照片。
2. 以最令你满意的方式排列照片，并把它们粘在厚纸板上。
3. 拼贴完成后，将其视为一件完整的艺术作品。认真思考你创作该艺术作品后感受到的积极情绪。

想一想

❀ 你想与谁分享这个艺术作品？
❀ 你为什么会选择这个人？

照片改造

目标

- 提高问题解决能力
- 识别情绪
- 提升自我觉察

准备时长：10 分钟
练习时长：50 分钟

材料

- ☐ 手机或电脑里的数码照片
- ☐ 打印机
- ☐ 剪刀
- ☐ 一张45cm×60cm的厚画纸
- ☐ 胶水
- ☐ 画笔

在本练习中，你会把两张照片合并起来。这个过程为你提供了一个机会，你可以在练习中创造出自我感觉。我见过的最有趣的照片处理是，一位来访者拍摄了一张自己的照片，把人像剪掉之后，用风景画来填补。这样做让人大开眼界，他把剪掉的部分填上了一种强有力而出乎意料的图像。

步骤

1. 找到你想要合并的两张照片。例如，一张可以是肖像照片，另一张可以是风景照片。
2. 打印这两张照片。
3. 将里面的图像剪下来并粘在纸上，形成一个新的图像。用画笔为你的图像添加效果，以表达你此刻的感受。

想一想

❀ 你如何看待这些处理后的图片？
❀ 这些照片分别唤起了什么样的感受？现在它们合并在一起后，又唤起了你的什么感觉？

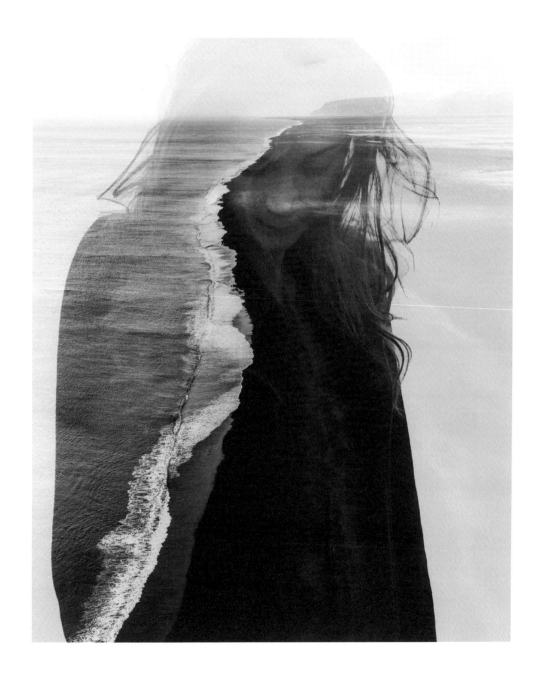

第 3 章　拍照修图魔力大

讲述你的故事

目标

- 消化创伤经历
- 提升情绪调节、自我反思和自我觉察能力

练习时长：1 小时

材料

☐ 电脑
☐ PowerPoint 软件
☐ 网上的图片

讲述你的故事，这个练习能够让你回顾自己的创伤事件，并消化该事件中所涉及的情绪。这种回顾的过程能够让你进行自我反思，并将创伤处理后整合到你的记忆中。在进行自我反思时，一定要认识到自己是一个幸运的人。当你能构建自己的故事并讲述它，就表明你是一个幸运的人。

步骤

① 从一张空白的 PowerPoint 幻灯片开始。

② 在幻灯片 1 上，开始写你的故事。从你遭受创伤之前的时间点开始。请按照你的意愿，把你的故事分段或列出几个要点。

③ 在个人照片和互联网中，找到与自己受创伤前的故事相匹配的图片，并将其添加到这张幻灯片中。如果幻灯片 1 上没有空间，请将图片放在幻灯片 2 上。

④ 在新的空白幻灯片上，另起一段。这一次，写下创伤事件。

⑤ 找到与你的创伤故事相匹配的图片，将其添加到幻灯片中。

⑥ 打开一张新的空白幻灯片，写下你现在的故事。现在是如何将你与过去区分开来的？

⑦ 浏览各种图片，找到与当下故事相匹配的图片，并将其添加到幻灯片中。

⑧ 完成以上工作后，以幻灯片放映模式观看自己的故事。

想一想

❀ 用幻灯片模式观看你的故事时，你的第一个想法是什么？

❀ 观看你的故事是否有助于你对自己的生活经历有更深刻的认识？

❀ 你从这次经历中获得了什么人生经验？

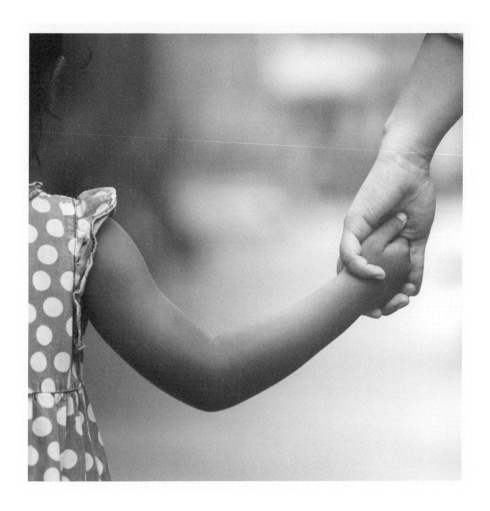

疗愈电影制作

疗愈电影制作与传统电影制作相似，但步骤更简洁。这个练习的用意是通过反思过去的经历、努力消化情绪来达到更健康的状态。这个练习可能需要分几次完成。

目标

- 发展自我反思和自我觉察
- 培养应对和调节情绪的能力

准备时长：10 分钟
练习时长：50 分钟

材料

☐ 音频和视频录制设备，如智能手机或平板电脑

步骤

1. 用 10 分钟确定自己的电影主题。这是一些有助于你开始创作的提示语：你是谁？你来自哪里？
2. 用清单列出那些你想放到电影中的想法。想一想那些有助于表达你的主题的图片、音频和文本。
3. 使用录像设备记录你的故事。
4. 保存你的电影。
5. 从另一个视角观看电影。

想一想

- 当看着自己讲述自己的故事时，你洞察到了什么？
- 如果你能改变故事的结局，你会采取什么不同的做法？

拍摄安全场所

目标

- 缓解压力
- 增强应对和决策能力

练习时长：1 小时

材料

□ 照相机

创伤后应激障碍是人们从创伤事件幸存下来后所产生的。战争、虐待或忽视等威胁性的经历会在我们的记忆、情感和身体体验中留下痕迹。一旦被触发，创伤后应激障碍会使人再次经历创伤、恐慌或焦虑、敏感、记忆衰退、麻木或解离等症状。通过意象，创造一个安全的场所，可以帮助缓解与创伤后应激障碍相关的焦虑症状。寻找一些能让你感到安全的空间和地点作为拍摄地。如果需要，可以建立自己的空间。拍照对象可以是朋友、瑜伽馆或室内的安静一角。

步骤

❶ 用照相机拍下让你感到安全的地方。
❷ 挑战自我，建立几个安全的意象场所。

想一想

✲ 你所选择的场所之间有没有相似之处？
✲ 如果你能待在其中一个意象场所，你觉得哪里会最舒服？
✲ 如何在你的环境中创造更多安全场所？

创意性在线静修

目标

- 促进团队沟通、社区支持
- 提高自我反思以及应对能力

练习时长：50 分钟

材料

- ☐ 电脑
- ☐ 素描本
- ☐ 素描铅笔

创意性在线静修（Creative Soul Online Retreat）是指一个安全的、具有支持性的在线社群，在这里，人们有机会学习自我关爱。在这个群体中，人们分享鼓舞人心的帖子，对彼此的作品进行反馈。参加团体活动，能带来巨大疗愈效益。许多来访者在团队中都有着积极的体验，并获得团体凝聚和集体感的美好体验。

步骤

1 在网上找到一个艺术治疗互助社群，如 Creative Soul Online Retreat，成为其成员。

2 观看有关自我关爱的视频。

3 每天关注团体艺术活动的消息。你可以通过浏览提要来查看过去的视频和挑战。

4 要知道这是一个安全、可以提供帮助的团体，所以当你准备好的时候，你可以放心地发布你的艺术作品。

5 每月的会议在网上举行。在这些会议中，我们会一起创作。尤其是当你没有什么渠道参与团体活动的时候，这是可以考虑的与他人合作的有效方式。

想一想

❀ 你以前加入过网络社群吗?

❀ 你觉得当中有什么是让你有所收获的,或具有挑战性的?

❀ 你如何在这个新群体里,建立有效的社群关系?

❀ 你打算如何与该团体的其他成员互动,以便你能够有参与感,并帮助其他人
也参与进来?

❀ 通过这个团体活动,你具体可以做些什么来练习和提升自我反省意识?

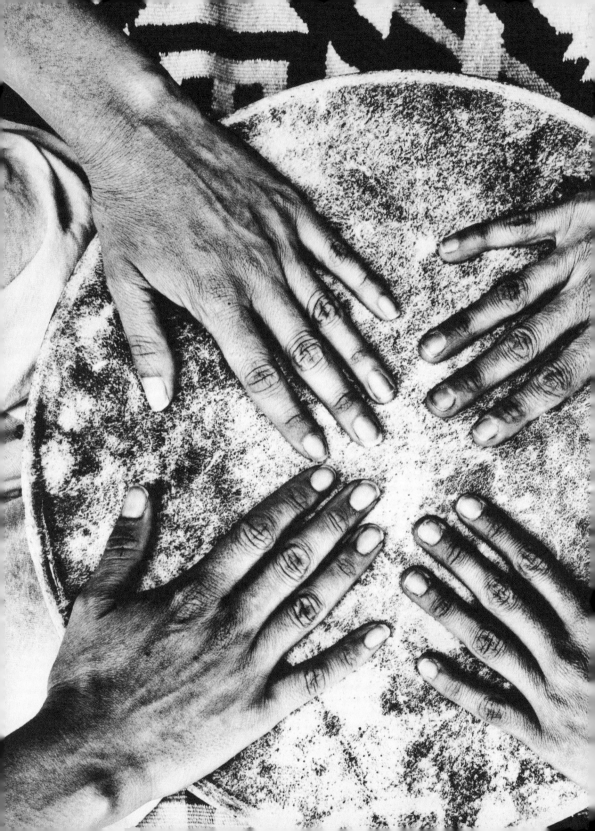

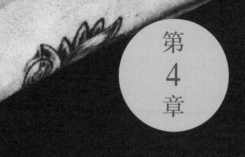

触动丰盈的内心

20 项雕塑 & 纺织练习

　　雕塑是可以从不同角度观赏的立体艺术品。创作雕塑作品最吸引人的就是创作过程中体验到的触感。在本章中，你将使用各种材料，包括黏土、搜集来的物品、石膏和其他来自大自然的物品，这些都可作为抒发情感的媒介。

感受雕塑

目标

- 减轻压力
- 识别情绪

练习时长：1 小时

材料

- ☐ 自干黏土
- ☐ 密封塑料袋
- ☐ 丙烯颜料
- ☐ 画笔
- ☐ 水

在感受雕塑的练习中，你可以使用你的感觉来创建抽象形状。这个练习的重点不是创作的结果，而是练习使用你的感官。你挤压和揉捏黏土时的感受，是你当前情绪状态的延伸。黏土会让你的感受变得具体化。来访者告诉我，这个练习可以让他们将情绪置于身外，他们会感到更轻松，内心不再有情绪负担。

步骤

1. 将黏土球放入塑料袋中。
2. 闭上眼睛。
3. 隔着塑料袋，挤压和揉捏袋子中的黏土，感受黏土在手指间的流动。
4. 睁开眼睛，从袋子里取出黏土。
5. 将黏土塑造成雕塑。雕塑可以是任何形状或你想要的样子。
6. 等待黏土变干。
7. 选择能代表你心情的颜色。
8. 用你选择的颜色为雕塑上色。
9. 当雕塑完全干燥时，把它放在你触手可及之处。请将它作为可以在手中把玩的解压工具。

想一想

- 创作雕塑时你的心情如何？
- 当你继续使用它作为解压工具时，你期望它对你产生怎样的影响？
- 完成创作后你的感受如何？

铝箔人偶

目标

● 表达情绪
● 培养自我觉察

练习时长：1 小时

材料

□ 剪刀
□ 尺子
□ 铝箔纸
□ 毛毡
□ 热胶枪和胶棒

铝箔人偶练习，旨在制作一个人偶来表达你的生活状态。肢体语言包含了情绪。你的情绪可以通过铝箔人偶的姿态展现，它或是蜷缩着双臂，或是张开双臂，或只是静静坐着，不同的肢体语言可以帮助来访者更加了解自己一天的状态。制作人偶不仅有助于你认识到向他人和自己传递的信息，还可以通过调整肢体动作，改变你的情感表达。举例来说，如果你想展现你的信心和力量，那么你就双手叉腰站起来吧！

步骤

① 将三块铝箔纸剪成 30cm × 15cm 的矩形。

② 将剪好的矩形卷成管状。

③ 将第一根管子对折作为铝箔人偶的腿。

④ 将第二根管子粘到两条腿的中间，作为铝箔人偶的头部和身体。

⑤ 将最后一根管子缠绕在身体上，形成人偶的手臂。

⑥ 调整人偶的姿态，代表你此刻的感受。

⑦ 剪下毛毡，并使用胶枪将毛毡片添加到你创作的人偶上，以帮助表达你的感受。

想一想

❀ 你创作的铝箔人偶和你当下的感受，有怎样的联系？

❀ 如果你的铝箔人偶会开口说话，它们会说些什么？

大自然寻宝

目标

- 减轻压力
- 增强社区联结感
- 提高解决问题的能力

准备时长：30 分钟
练习时长：30 分钟

材料

☐ 自然界中发现的物体（石头、叶子、树枝等）
☐ 热胶枪和胶棒

在大自然中徜徉，可以令人感到平和与放松。通常，大自然可以帮你冷静下来或放慢思维。这个寻宝游戏的主要目的在于帮助你平复心情，你可以用新的方式看待周围的环境。你会捡起废弃之物，想一想可以用什么样的新方式使用它吗？你所发现的物体以及你想用它做什么，其实就是生命的隐喻，它代表了你从无到有的探索过程。

步骤

① 到大自然中散步。

② 边走边收集自然界中的物体。

③ 把它们带回室内并摆放出来，用热胶枪将它们粘在一起，形成一个艺术装置。

想一想

※ 你在大自然中寻找物品时，有怎样的感受？

※ 在这个过程中，你会变得更放松吗？

※ 当你把这些碎片拼凑成一个艺术装置时，你有什么感受？

※ 由于这些材料不易永久保存，所以你的艺术装置可能不会维持很久。对于创作不能持久保存的作品，你有什么感受？

在团体活动中

尝试一起创建一个大型装置。

花的语言

目标

- 缓解压力
- 学习有创意的表达

练习时长：50 分钟

材料

☐ 鲜花（搜集的或购买的）

观察你周围的花，识别它们的形态，思考一下怎样摆放它们来表达当下的心情。这种创造性表达的过程，可以疗愈情绪并减轻压力。我的来访者喜欢给他们的最终作品拍照，将美丽定格保存。

步骤

❶ 从大自然中采集或从商店购买鲜花。如果你愿意，也可以使用石头或叶子代替鲜花。

❷ 摘下花瓣，并按颜色区分成几堆（或按颜色将石头或叶子分成几堆）。

❸ 摆放不同颜色的花瓣，制作美丽宜人的作品。

❹ 将你的艺术创作口头上献给某人。

想一想

❀ 在通过这种方式与大自然联结时，你有怎样的感受？

❀ 你为什么将自己美丽的作品献给这个人呢？

私人圣殿

目标

- 缓解压力
- 提升应对技能

准备时长：10 分钟
练习时长：50 分钟

材料

☐ 启发灵感的物品
（鲜花或其他来自
大自然的物品、蜡
烛、书籍、诗歌、
歌词、照片、铃铛、
洋娃娃、水晶、艺术
品等）

　　私人圣殿是私人的神圣空间，它在自我疗愈、唤醒灵性和传递正能量方面起着积极的作用。你想给你的生活带来些什么？是平静、治愈、富足、爱、保护吗？这个圣殿就设在你的生活空间中，将会提醒你每天练习如何更好地照顾自己。在这个空间里，你可以做任何能带给你平静的事情。

步骤

① 为你的圣殿找到一个位置（例如床头柜或房间的角落），在这里你的东西不会被移动。
② 为你的圣殿选择至少一个主题，它可以是和平、富足、受保护、治愈或灵感。
③ 为你的圣殿选择 5～10 个关键的启发性物品。
④ 当一切就绪后，向你的圣殿祈祷。默默地或大声地表达自己的希望，把你的想法转化为文字，文字长短由你决定。
⑤ 使用你的圣殿，即坐在圣殿旁，诉说你的目标和表现。

想一想

✺ 你会多久用一次你的圣殿？
✺ 为自己花时间，感觉如何？
✺ 为自己争取私人空间，感觉如何？

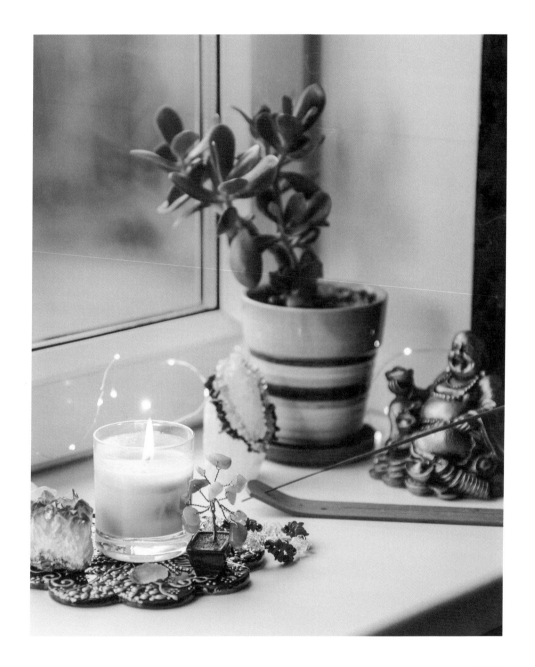

第 4 章　触动丰盈的内心

护身玩偶

目标

- 增加安全感
- 发展应对技能

准备时长：10 分钟
练习时长：50 分钟

材料

- ☐ 约 51 厘米长的金属丝
- ☐ 软陶土
- ☐ 剪刀
- ☐ 布料
- ☐ 搜集的物品（羽毛、
  花、树叶）
- ☐ 热胶枪和胶棒

一些特定的符号和人物形象可以带给人们安全感和安慰。这些符号和人物形象包括精神领袖（spirit guides）、天使或许多其他形象。创建一个玩偶，等同于创建一个具体的保护者形象，这个玩偶承载着你心中所想。

步骤

① 首先，为你的玩偶设立一个目标。你想让这个玩偶扮演什么角色？是帮助你冷静下来，或是起到保护你的作用，还是成为一段旅程的向导？花 10 分钟思考你想给这个玩偶赋予什么意义，一旦确定下来，在创造你的玩偶的整个过程中都要牢记这个意图。

② 首先把金属丝切成两等份。

③ 把其中一根金属丝对折成 U 形。

④ 将 U 形的金属丝弯曲的部分做成圆形，代表玩偶的头部。

⑤ 将第二根金属丝绕在第一根的中间，形成两个手臂。第一根金属丝的两个末端向外伸出，代表玩偶的腿。

⑥ 将软陶土放在圆形金属丝上，制作出头部。

⑦ 在头部位置的软陶土上，雕刻出一张脸。

⑧ 按照软陶土包装上的指示，将玩偶放进烘箱烘烤。

⑨ 使用布料和搜集来的物品包裹金属丝，将玩偶的身体装饰一番。

⑩ 根据需要，使用热胶枪将布料和物体固定到位。

想一想

❀ 你为你的玩偶设定的目标是什么？大声说出来。

❀ 你打算把你的玩偶放到哪里？

❀ 你的玩偶叫什么名字？

❀ 你打算如何使用你的玩偶，来实现你的目标？

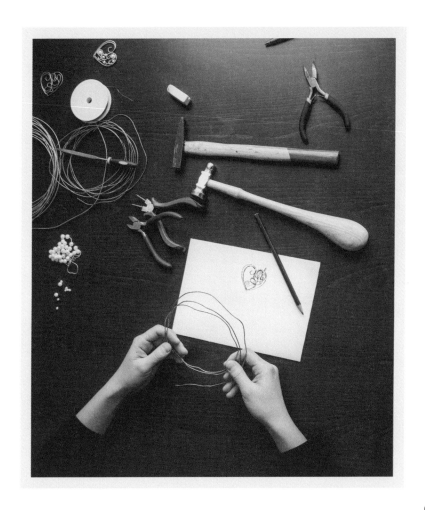

情绪面具

目标

- 提高自我觉察
- 调节情绪
- 培养情绪应对技能

练习时长：1 小时

材料

- □ 石膏绷带
- □ 剪刀
- □ 一碗水
- □ 面部模具
- □ 丙烯颜料
- □ 画笔
- □ 一杯水

制作情绪面具能体现出我们是如何展示自我和隐藏自我的。面具外侧可以反映出我们如何看待自己或我们向别人展示的那一面。面具内侧可以成为装载我们情绪的容器。我们可能会隐藏一些无法被社会接受的情绪，例如愤怒、贪婪、嫉妒或羞耻。面具可以让我们表达出一直压抑的情绪。有两种方法完成这个练习，第一种方法的目的是引进一种新的应对技能以处理强烈的情绪；第二种方法的目的是让你现在的情绪可见。

步骤

1. 剪下石膏绷带。
2. 将石膏绷带用水打湿，激活石膏以备用。
3. 将湿石膏绷带置于面部模具表面。
4. 重复上述步骤 3 次，让石膏绷带与模具完美贴合。
5. 静置 15 分钟，等待石膏面具凝固并干燥。
6. 根据你当前的心情，挑选颜色，在面具内侧上色。
7. 练习 1：想一想能帮你更好地管理情绪的应对方式。选择与这种应对方式相关的颜色绘制面具的外侧。
8. 练习 2：创作一个你心中所想的心理图像，选择与图像相关的颜色，为面具外侧上色。例如：你可能正在反思最近的创伤经历，这段创伤经历在你脑海里是红色的。你可以将面具的外部涂成红色。

修复情绪的 100 项艺术练习

想一想

🌀 将面具戴在脸上，并扮演你创建的角色。这个人想说什么？

🌀 面具内部的感受和外侧展示的样子，有何不同？

🌀 关于自己，你进一步了解到了什么？

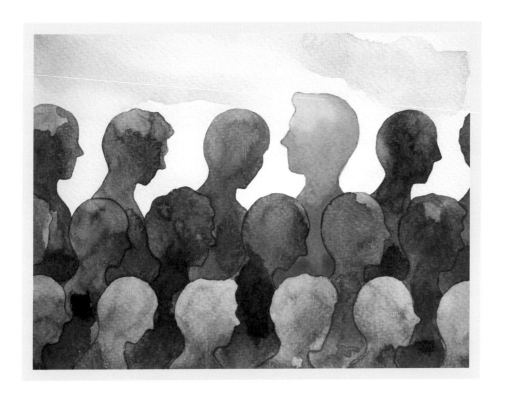

第 4 章　触动丰盈的内心

能量接地石

目标

- 缓解焦虑
- 培养应对能力

准备时长：10 分钟
练习时长：30 分钟

材料

☐ 小石头（如鹅卵石）
☐ 彩色马克笔

将你的能量储存在石头中，是帮助你缓解焦虑情绪的好方法。这是一项在能量上与大地产生联系的练习。你可以将能量石放在口袋里，当你感到不知所措的时候就握紧石头。把它握在手心中，会让你变得冷静和专注。这样你会更关注当下。此外，你可以在这个过程中想一个让你开心的词语。同样可令你感到脚踏实地的方法包括赤脚站在草地上，触摸树干，或做 10 次缓慢的深呼吸。

步骤

❶ 搜集和你手掌大小差不多的各种鹅卵石。

❷ 挑选一块立即吸引你、手感不错的鹅卵石，作为你的能量接地石。

❸ 从马克笔中选择一种或多种让你有共鸣的颜色。

❹ 为你的能量接地石上色。

❺ 选择一个让你感到平静又积极的词语，用黑色马克笔写在能量接地石上。

❻ 随身携带这块能量接地石。

想一想

✿ 什么会引发你的焦虑？

✿ 你能想象一种平静的感觉、帮助你应对焦虑吗？

✿ 你认为什么时候是随身携带这块能量接地石的好时机？

修复情绪的 100 项艺术练习

家庭雕塑

你的教养塑造了你成年后的信仰和世界观。为了深入了解家庭动力结构，重要的是探究家庭中每个人在你生命中扮演的角色。这些关系对于你来说是重要的？还是支持的？又或是具有挑战性的？为了探究家庭的情绪动力系统和其中的角色，你可以用黏土制作不同的家庭成员（母亲、父亲、兄弟姐妹和任何其他亲密或有影响力的家庭成员）。

步骤

❶ 按照黏土包装提示，用黏土制作人物形象，以代表每个重要的家庭成员。

❷ 在你创作每个人物的过程中，记下内心的感受。你可以将这些感受写在纸上。

想一想

✿ 你的每个家庭成员扮演着什么角色？在家庭动力结构中，什么位置最适合你？

✿ 谁最能给予你支持？

✿ 你可以通过哪些方式来提升自己和家人的关系？

✿ 当你想到家人时，会产生什么感觉？

痛苦之身

目标

● 改善情绪调节
● 培养情绪应对技巧

练习时长：1 小时

材料

□ 自干黏土
□ 雕塑工具

痛苦情绪如果没有适当的宣泄，可能非常具有破坏性。长期的负面情绪也会影响身体健康，产生痛苦之身。我最初听说"痛苦之身"这个词是因为埃克哈特·托利（Eckhart Tolle）。他说，当我们抓住痛苦的生活经历久久不能放下时，就会产生"痛苦之身"。如果我们一直关注负面情绪，身体就会形成痛苦的能量。经年累月，痛苦之身就会生长并溃烂。为了获得疗愈，我们必须将自己从情绪中抽离出来。在这个练习中，你将创建一个能够代表你"痛苦之身"的泥人，以此学会放下痛苦情绪。

步骤

❶ 使用黏土创建一个人物。先捏出一个球作为头部，再做出一个长方形的身体，接着揉出长条形的四肢。
❷ 使用雕塑工具将各部位黏在一起，并刻画出表情。
❸ 为"痛苦之身"起个名字。

想一想

✿ 下次当你感到愤怒时，停下来，为愤怒取个名字并从中抽离出来，这样你就能更好地应对它。你上一次愤怒是什么时候？
✿ 你的"痛苦之身"有多大？
✿ 你能感觉到别人的"痛苦之身"吗？

五彩经幡

目标

- 表达希望、梦想和担忧
- 设定寓意

练习时长：1 小时

材料

☐ 布料
☐ 尺子
☐ 剪刀
☐ 缝纫针和线
☐ 织物马克笔
☐ 织物颜料
☐ 画笔
☐ 一杯水
☐ 粗线或细绳

经幡可以追溯到几千年前，在佛教传统中，那些印有佛教图案的旗帜通常包含五种颜色，以相同的顺序，十个为一组悬挂。五种颜色代表五种基本元素，悬挂时始终按照从左到右的顺序。蓝色代表蓝天，白色代表白云，红色代表火焰，绿色代表绿水，黄色代表大地。你可以将每一块布赋予对你来说有意义的事情，包括治愈、爱、友谊、自我照顾和自强不息等内容。

步骤

1 将布料切成边长约 13～18cm 的正方形。
2 将顶部向下折叠和缝合，形成约 8cm 长的袖套。
3 使用织物马克笔和织物颜料装饰你的旗帜，选择与你有共鸣的颜色。
4 使用织物马克笔，在旗帜上写下你赋予的寓意。
5 将经幡穿在绳子上，垂直向下放置。挂在外面，微风就会传递你的寓意。
6 为了持续治疗，你可以考虑每天制作一面经幡，持续 10 天，用绳子串在一起形成一整套。

想一想

✿ 你向经幡寄托了什么？
✿ 为什么这些在你生命中很重要？

在团体活动中

每个人都应该制作自己的经幡，然后与其他成员分享每个人对经幡的寄托。

梦想之盒

目标

● 确定目标和梦想

准备时长：10 分钟
练习时长：50 分钟

材料

□ 杂志
□ 剪刀
□ 纸箱

梦想之盒是一种工具，可以帮助你为自己的人生设定理想和目标。它与视觉板非常相似！选择一个目标，并找一个能代表这个目标的图片。把它们存储在盒子中。除了图片，你也可以使用一个缓冲物件。缓冲物件是给你带来安慰的物品，特别是在不寻常或特殊的情境中。例如，我将钥匙形状的项链作为我的幸运符。当我不佩戴它时，我喜欢把它放在我的梦想盒子里妥善保管。请发挥创造性，仔细思考你的人生理想和目标。

步骤

❶ 花一些时间来思考你的人生到底想要什么。

❷ 从杂志上剪下图片和励志名言代表这种人生目标，把它们放入你的梦想盒子里。

❸ 在你的盒子里，放置能让自己一整天都感到安慰的缓冲物件（例如手镯、小饰品或石头）。

想一想

✿ 如果没有制约或恐惧，你希望得到什么？

✿ 你相信你值得拥有你想要的任何东西吗？

✿ 现在有什么阻止你表现出这种渴望？

✿ 你能否想出一个与你的梦想相关的肯定，来帮助你建立实现梦想的信心？

组装艺术

目标

- 提高解决问题的能力
- 缓解压力

练习时长：1 小时

材料

☐ 在家附近搜集到的物品（小玩具、小摆设、破损物品、旧首饰等），木盒（大约雪茄盒大小）

☐ 热胶枪和胶棒

这个组装练习将搜集的物品组装成三维立体装置，这种装置是一种艺术。它类似于拼贴画，但拼贴画只是一种平面媒介。将找到的物品组合起来创造出新的作品，可以赋予物品全新的意义。你可以使用对你来说珍贵的个人物品、旅行中的小饰品或其他吸引你目光的任何有趣的东西，在艺术创作过程中发现惊喜。

步骤

❶ 趣味性地组装物体，并将它们放入木盒中。

❷ 想办法把旧的东西变成新的东西。

❸ 将物体粘在一起或粘在木盒上。

❹ 为自己创建的作品赋予新的意义。

想一想

✣ 你的艺术作品是如何反映你现在的生活的？

✣ 你对作品呈现出的最终效果感到惊讶吗？你觉得这很有挑战性吗？

✣ 你如何应对出现的挑战？

✣ 如果你的艺术作品会说话，它会告诉你什么？

希望之盒

目标

● 缓解焦虑、抑郁和创伤后应激障碍

准备时长：10 分钟
练习时长：1 小时

材料

☐ 锡箔盒子（薄荷糖盒子）
☐ 喷漆
☐ 搜集来的物品（包括各种文件、照片）
☐ 热胶枪和胶棒

请想象一个微型雕塑，它的美丽承载了对你而言很重要的信息，那么现在请把你的希望添加到这个视觉形象里吧。希望，指的是你渴望实现的那些期待。治愈并创造充实人生的心态，应该处于信念体系的首位，因为这肯定是许多人心中所期望的。对你来说，希望是什么样子的？你的锡箔盒子中是否有某种符号、动物或信息可以引起大家的共鸣？

步骤

① 花 10 分钟来确定你在生活中想要的是什么。
② 在锡箔盒子的外部喷漆。
③ 用搜集来的物品、纸张和照片在盒子中组装出一个场景，代表你想要的东西。
④ 把这个场景粘在盒子里。

想一想

❀ 在创作艺术作品的过程中，你想到了什么？
❀ 你会把你的锡箔盒子放在哪里？
❀ 你是否会随身携带锡箔盒子？

疗愈之心

目标

● 培养情绪调节技能
● 提升应对技能

练习时长：1 小时

材料

☐ 布料（彩绘或印刷）
☐ 剪刀
☐ 搜集来的各种物品，珠子和亮片
☐ 颜料
☐ 画笔
☐ 一杯水
☐ 织物马克笔
☐ 线
☐ 缝纫针
☐ 缝纫机（可选）
☐ 约 450 克的枕头填充物

我们的心是一个容器，包含许多情绪。如果你能描述你内心的感受，它会是什么样子？现在，你的心是否感到被爱、失落、充实、自由、怨恨、破碎、沉重、受伤或轻松？我们每个人的心都是有弹性的，通过关心、专注和自我关怀，我们可以治愈受伤的心。在这个练习中，你将创造你的心，并用你认为最能代表内心的东西填满它。我在来访者的艺术作品中看到了许多不同类型的心，有的破碎了，有的被关在笼子里，还有的长了翅膀。每个人创造的心形作品都是独一无二的，都是由各自的经历创造出来的。

步骤

❶ 挑选与你的内心颜色相呼应的彩绘或印花布料。

❷ 将彩绘或布料剪成 2 个大小相同的心形。

❸ 用搜集的物品、珠子、亮片和颜料，装饰心形的两面，代表你今天如何看待它。

❹ 在你的心形上，用织物马克笔写下你的故事，或添上一句名言。

❺ 等心形的两面干了以后，背靠背对齐，沿着心形的轮廓进行缝合。记得留出 2～3cm 的小口用来填充。把填充物从小口中塞进去，再把小口缝好。

想一想

✿ 你会怎样形容今天的心形手工？

✿ 你希望这个心把什么样的情绪带到未来？

积极回忆的纪念品

目标

- 增加积极情绪
- 帮助处理记忆

准备时长：10 分钟
练习时长：50 分钟

材料

☐ 纪念品（票根、收据、日记本、情书、照片、压花等）
☐ 碎布
☐ 缝纫机（可选）
☐ 缝纫针和线

积极回忆的纪念品是那些你最喜欢的体验的合集。这是一种将美好回忆变成艺术作品的方式。积极回忆的纪念品这样特别的作品，表现了生活中其实有不少珍贵的时刻。重要的是关注积极的记忆，因为积极快乐的能量会吸引更多积极快乐的能量。通过这个练习，你将收集生活中那些积极的时刻，用它们来吸引更多的积极体验，你将从过去的事件中创造出新的东西。

步骤

❶ 在你的房子里走走，收集一些具有正能量的纪念品、碎布（比如亲人旧衬衫上的布料）。

❷ 用碎布包裹这些纪念品，创造出一包包积极的回忆。

❸ 使用缝纫机把它们缝在一起。如果没有缝纫机，你可以用针线，把碎布小包手工缝在一起。

❹ 如果你愿意，请把纪念品挂在墙上，也可以随身携带。

想一想

✿ 当你收集那些回忆的时候，你有什么感受？

✿ 你是如何把这些回忆组合在一起的？

✿ 你的艺术作品是否反映了你生活中的某个特定时期？

✿ 你现在想做些什么以增加积极的感受？

✿ 我有许多来访者为了体验快乐时光，会为自己安排有趣的约会，或重新与人建立联结。你可以做些什么来与自己或他人重新建立联结、重新创造快乐时光呢？

修复情绪的 100 项艺术练习

幸运者手模

目标

- 应对情绪
- 增加自我价值
- 从创伤中获得力量

准备时长：10 分钟
练习时长：50 分钟

材料

- □ 海藻酸钠（或其他类型的手模铸造套件）
- □ 石膏
- □ 手套
- □ 丙烯颜料
- □ 画笔
- □ 一杯水
- □ 石膏绷带（替代方案）
- □ 凡士林（替代方案）

手是富有表现力和力量的。这个练习的目的是，探索用双手以不同的方式讲述故事。一个拳头、两只并拢成碗状的手、祈祷的手或和平的手势，分别能讲述哪些故事？你的手如何表达你现在的感受或你想要的感受？手势可以传达很多富有表现力的有效信息。我曾有一个来访者制作了一个自己双手的石膏模型，模型展开呈接受状态。手模非常漂亮，甚至可以看到细小的汗毛和静脉血管等细节。最终她决定不上色，让其保持石膏的白色。

步骤

① 花 10 分钟尝试不同的手势，并决定你要做的手模的姿势。

② 按照包装上的说明准备海藻酸钠。（如果没有海藻酸钠，可以尝试两种替代方法。一种是，把湿石膏倒入橡胶手套中，用橡皮筋将手套扎紧，让它晾一夜，晾干后再取下橡胶手套。另一种是，在手上贴石膏绷带。在使用绷带之前，一定要用凡士林覆盖你的手，这样石膏就不会粘在你的皮肤上。定型后，你可以把石膏模子取下来。）

③ 找一个舒适的坐姿，将海藻酸钠倒在手上。

④ 等待 20 分钟让海藻酸钠凝固。

⑤ 慢慢把你的手从海藻酸钠中抽出来。

⑥ 将石膏（干石膏和水的比例相等）混合。

⑦ 将石膏倒入海藻酸钠模具中。

⑧ 静置一天。

⑨ 小心剥去海藻酸钠。将切口做小，以防止折断脆弱的手指。

⑩ 让你的作品保持它原始的白色石膏状态，或用颜料装饰你铸造的手。

想一想

❊ 你的手模拥有什么信息？

❊ 你想让你的手握住一些东西吗？

❊ 你要用颜料装饰你的手吗？为什么？

优点线圈罐子

目标

- 帮助放松
- 减少焦虑
- 提高自尊

练习时长：1 小时

材料

- □ 自干黏土
- □ 丙烯颜料
- □ 画笔
- □ 一杯水

黏土是非常接地气和具有治愈性的材料。优点线圈罐子活动，旨在为每个制作出来的线圈确定一个独特的优点。一旦开始思考自己有哪些特点，你的优点清单就会增加，因为你可能比你想象的拥有更多的优点。这是一项有难度的练习，勇敢地尝试它吧。你可以将勇敢添加到你的优点清单中！你需要判断自己是否富有同理心、善解人意、富有创造力、大胆、有气魄、好奇、聪明、顽皮、充满激情？在这个活动中，你将用黏土制作一个种植用的罐子。先从底部做起，然后再使用线圈做出外立面。可以将它当花盆或家用器皿使用。

步骤

1. 通过挤压揉捏来玩一玩黏土。
2. 把一块黏土压扁成一个圆圆的形状，作为罐底。
3. 掰下一块黏土，在桌子上搓成一个蛇形圈圈。
4. 把黏土做的圈圈放在罐底上面。
5. 继续制作圈圈，并将它们放在前一个圈圈的上面，直到罐子达到你想要的高度。
6. 每做一个圈圈，就找出一个你的优点。
7. 黏土干燥后，给你的罐子上色。
8. 如果因为罐子太大而耗时超过 60 分钟，你可以改天继续做。不需要一次性完成。

想一想

❀ 你对自己拥有的优点感到惊讶吗？

❀ 在今后的工作中，你希望自己还能具备哪些特点？

❀ 还有一种使用罐子的方法如下：在纸上写下一个困难的情况，然后将纸放在你的罐子里。想一想，你是否正在经历需要力量来应对的困难？

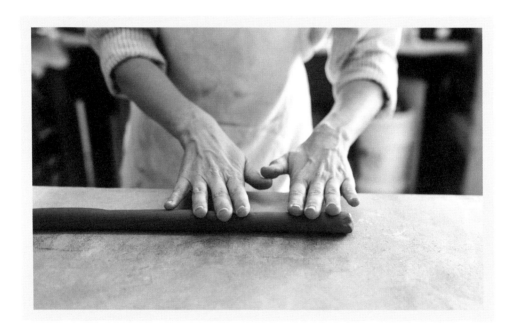

修复情绪的 100 项艺术练习

疗愈之碗

目标

- 培养情绪调节能力
- 提升应对能力

准备时长：10 分钟
练习时长：50 分钟

材料

☐ 石膏喷雾
☐ 陶瓷碗
☐ 吹风机
☐ 大塑料袋
☐ 锤子
☐ 颜料
☐ 画笔
☐ 一杯水
☐ 液体胶
☐ 马克笔

东方有一种传统艺术形式叫"金缮"，就是在碎碗的裂缝中填充金箔，修复破碎的部分。这样做不是为了隐藏裂缝，而是让裂缝变得更加美丽。这种艺术形式传达的信息是：破碎、治愈和改造都是美好的。碗就是我们自己的一个象征，因为每个人都承载了很多东西。当我们情绪崩溃时，也需要自我修复。在这个练习中，你将先打破一个碗，然后修复它，并在碗的里面都写上文字，表现你的本质和特点。（完成这个项目后，碗将不能再装食品。）

步骤

❶ 在陶瓷碗的外部喷上石膏喷雾。（用旧碗或去旧货店买一个即可。）

❷ 用吹风机吹干。干燥后，将碗放入塑料袋中。

❸ 把袋子放在坚硬的表面上，用锤子敲打碗的边缘，将其分成几块。

❹ 把碎片从袋子里拿出来，并涂上颜料。

❺ 待颜料干后，用胶水将碗粘好。

❻ 选择一种与你共鸣的标记颜色，在碗的外部勾勒出裂口的线条。

❼ 用马克笔在碗的内侧写下你的感受。

想一想

❀ 你是否觉得你的艰难经历让你变得更美好了？

❀ 它们是否让你变得更聪明、更坚强或更富有同理心？

情绪收纳盒

情绪收纳盒是接纳你无法控制的情况、感受或挑战的容器，用来收纳你的焦虑、恐惧、不安全感或者任何占据你大脑的东西。写下这些担忧，并仔细用心地把它们放入盒子里，交给更强大的力量去解决。这种象征性方法能将自己从无法改变的事物中解脱出来。这样做意味着你接受自己已经尽力而为。这种艺术体验能够帮助我们学会放下焦虑，并将之视为学习之旅。我看到很多来访者通过这个练习，缓解了自身的焦虑情绪，因为收纳盒给予了他们力量，使他们不再担心各种状况。

目标

- 管理情绪
- 培养应对技能

练习时长：50 分钟

材料

- ☐ 小木盒或纸盒
- ☐ 丙烯颜料
- ☐ 画笔
- ☐ 一杯水
- ☐ 液体胶
- ☐ 搜集来的物品
- ☐ 笔
- ☐ 纸

步骤

❶ 把盒子的外面涂上颜料。

❷ 可用胶水粘贴搜集来的物品，装饰盒子。

❸ 在一张纸上写下你的秘密、恐惧、不安全感或焦虑，然后仔细用心地放在盒子里面。

想一想

❧ 当你允许更强大的力量来解决你的问题时，你能感觉到有所不同吗？

❧ 你曾经用信仰来应对生活中的情况吗？

❧ 你会用祈祷作为应对方式吗？

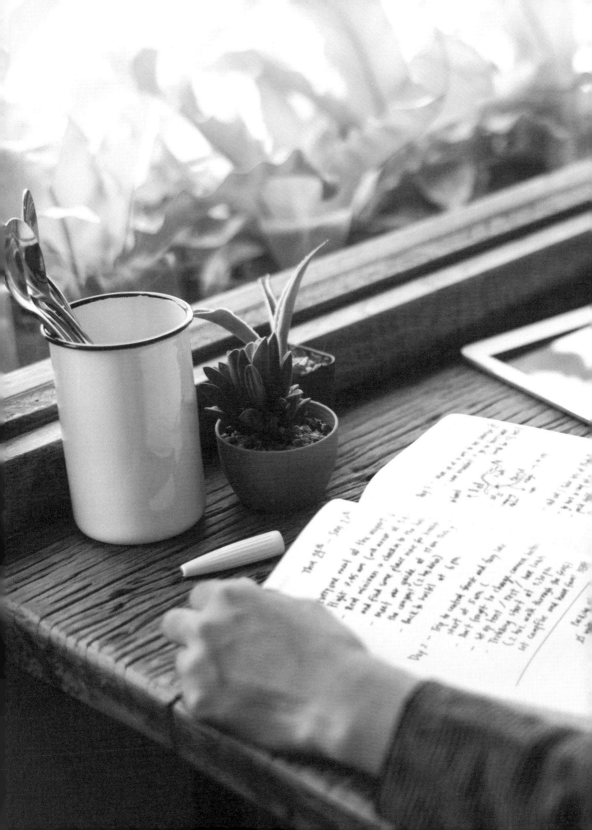

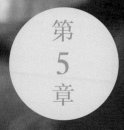

第5章

书写生命故事

15 项创意写作练习

在创造性写作的世界里，感情可以被触及，痛苦可以被表达，经历可以被理解。本章中的练习，侧重于通过创造性表达来释放情感、评估自我、规划人生及增强自尊。如果你感到受了启发，也可以加上意象。我喜欢用绘画和写日记容纳我的思想和感情。

带入与放下

在本次练习中，你将根据写作提纲来厘清思路，明确把什么带入自己的生命中。你将打心底里放下那些有毒的人和事，还有那些不再对你有用的物品。如果某个物品没有给你带来快乐，那么是时候做出改变了。许多来访者发现，放下生活中的杂乱，会给他们带来解脱，也会让他们感到更轻松。放下实体物品，或许就是一个很好的开始。

步骤

❶ 在一张纸的中间画一条线，将纸分为左右两栏。

❷ 在左栏中，写上标题"带入"。

❸ 在左栏中，列出你想带入自己生活中的所有事物。这可以包括人、情感、经历和物品。

❹ 在右栏中，写上标题"放下"。

❺ 在右栏中，列出所有对你不再有用的事物。这可以包括人、情感、经历和物品。

❻ 一旦你列完了提纲，撕下"放下"那一部分，并把它撕碎，最后扔掉。

想一想

✿ 是时候采取行动了，在你的日历上标注出自己将何时实现目标。你会做些什么才能放下生活中不再对你有用的人、场所或物品？

✿ 为了带来你想要拥有的情感和经历，你将如何开始？

克服恐惧

目标

● 增强应对能力

练习时长：30 分钟

材料

□ 日记本
□ 笔

恐惧有助于生存，它是寻求保护的本能反应。然而，当恐惧和焦虑开始对我们的生活产生负面影响时，我们就会陷入困境。恐惧会阻碍你过上美好的生活。本练习将帮助你了解恐惧在你生活中的作用和影响。在写作练习中，请使用非优势手，这将挖掘出你的潜意识。

步骤

❶ 在你的日记本中，用你的非优势手写出三个阻碍你人生的恐惧。

❷ 继续用你的非优势手写下你对这些问题的回答：

- 你上一次经历恐惧是什么时候？
- 如果没有恐惧，你会有什么样的人生经历？
- 恐惧对你有什么作用？它有什么帮助吗？
- 恐惧从何而来？
- 你的恐惧给你带来了什么教训？

想一想

- 当恐惧出现时，问问自己：这是真实的，还是想象出来的？
- 如果恐惧是真实的，且你正处于危险之中，请立即寻求帮助。如果它不是真实的，请想出一句积极的话语来支持你的梦想。一句简单的话，譬如"我选择爱而不是恐惧"，便可以帮助你前进并摆脱困境。你还能想到哪些肯定句来帮助自己战胜恐惧呢？

人生损益表

本练习提供了应对技能的视觉化呈现。当你意识到自己有手段来处理你的不知所措、焦虑不安、愤怒或悲伤的情感时，你就会感到有力量。我们每个人都会有压力，重要的是如何积极地应对压力。已经证实，本练习能帮助来访者认识到他们的身后永远都有后盾，这将有助于他们控制自己的情绪。

步骤

❶ 在日记本的页面中间画一条线，将其分为两栏。

❷ 在左栏中，写上标题"有益"。

❸ 在右栏中，写上标题"有害"。

❹ 在"有益"一栏中，列出你在应对情绪崩溃时，所用的所有有益策略（如与人交谈、绘画、散步、读书或冥想）。

❺ 在"有害"一栏中，写下你在应对情绪崩溃时，所用的所有有害策略（如酗酒、愤怒、消极的自我对话、自闭或自残）。

❻ 当你完成这两栏时，要记得很重要的是诚实地面对自己，这样你才能做出必需的改变。

想一想

✾ 当情绪崩溃时，你是如何应对的？

✾ 回避是应对情绪的一种策略，它以多种方式呈现。其中一些方式包括看电视或不与他人接触，这两种方式对于应对情绪崩溃来说都是有害的。根本性的不安感仍然存在，积极主动地处理这些问题很重要。请回忆一下，你使用过有益的还是有害的策略呢？

复述你的故事

目标

● 发展决策和应对技能

练习时长：55 分钟

材料

☐ 日记本
☐ 笔

复述故事可以培养你的情绪调节能力。回顾创伤事件，让你能在保持情感距离的同时去处理那些记忆。许多有过创伤经历的人，只有记忆碎片。通过将故事经历的各个部分拼凑在一起，可以帮助大脑将记忆整合到意识中。讨论创伤事件及其影响的次数越多，你就越能自如应对情绪。

步骤

❶ 回忆、反思并写下创伤事件。

❷ 回忆那段经历的细节，包括景象、声音、味道和身体感觉。如果你记不清整个事件，那写下你所记得的就可以了。如果你感到不知所措或情绪崩溃，那请把你的力量盾牌（见本书第 2 章）放在附近。

❸ 回顾自己在事件发生时和事件发生后的感受和想法。

想一想

❧ 在这段经历中，你听到了什么、说了什么，或触摸了什么？你那时在想什么？感受到了什么情绪？

❧ 你经历了什么样的身体感受？

❧ 你的生活是如何被这种经历改变的？你用什么方式来应对你的情感体验？

抒发感受的诗

以前埃及人在纸莎草纸上写下文字，将纸莎草纸溶解在水中，然后将其作为病人的药物。从此，文字的治愈能力便为人所知。诗歌提供了一个表达情感的渠道。本练习有助于将隐藏的情绪带到表面，以便你进行探索和治愈。这是一种有趣的技巧，可以增强解决问题的技能。

步骤

❶ 从杂志上至少剪下 10 个词语（包含名词、动词和形容词）。

❷ 把 10 个词语放在碗里，不能偷看。

❸ 从碗里抽出 5 个词语。

❹ 在日记本的每一行各粘贴 1 个词语，用这些词语创作一首诗。

想一想

❀ 这些词语给你带来了什么感受？

❀ 这首诗和你的人生有何关联？

❀ 你想和谁分享你的诗？

曼陀罗词语

目标

- 发展应对能力
- 增强情绪调节能力

练习时长：30 分钟

材料

□ 杂志
□ 剪刀
□ 胶水
□ 日记本
□ 彩色铅笔

在佛教中，曼陀罗是代表宇宙的几何图形。曼陀罗的意思是圆，所以在这个练习中，你需要将自己选的词语放在一个圆形的图案中。词语承载着力量和情感。当你创作自己的艺术作品时，寻找能唤起内心某些东西的词语。本练习可以帮助你找到清晰的思路并识别内心感受。了解自己的感受，能更轻松地应对这些感受。

步骤

❶ 从杂志上剪下表达感受和情绪的词语。

❷ 选择能与你产生共鸣的词语。

❸ 将这些词语在你的日记本上围成圆，并粘贴在上面。

❹ 用彩色铅笔装饰你的曼陀罗。

想一想

❀ 你为什么选择了这些词语？

❀ 你如何处理你当前所感受到的情绪？

❀ 你如何滋养自己想要吸收的情感？

厘清思绪

花点时间想想你在生活中真正重视的是什么。你享受的是与家人和朋友共度时光、独处、工作、健康饮食、保养自己的身体、处理好自己的财务状况，还是玩耍？你可以利用写作提示，来探索你的感受以及对你而言重要的东西。很多时候，我的来访者没有把时间花在对他们来说最重要的事情上，这导致他们没有得到情感上的满足。本活动可帮助你识别对你而言重要的事物。

步骤

❶ 在你的日记本中，写下几句话来完成以下每条写作提示。

- ⁑ 我想要……
- ⁑ 我需要……
- ⁑ 我希望……
- ⁑ 我期望……
- ⁑ 我害怕……
- ⁑ 我祈求……
- ⁑ 我是……
- ⁑ 我爱……

❷ 回顾以上你所写的内容，并圈出对你来说重要的东西。

想一想

- ⁑ 你如何采取行动来平衡自己的时间、得到你想要的一切？
- ⁑ 你对自己以上所写的内容感到惊讶吗？
- ⁑ 以上哪个内容最能激起你的情绪？

人生大事件

了解自己的过去，可以让你洞悉自己当前生活中的大事件。例如，如果某种情感不断浮现，就去比较这种情感在你生活的其他方面是如何流露出来的，拥有这种相比较的能力可以帮助你更好地治愈自己。如果你能回到过去和当时的自己说话，你会说什么？在本练习中，你将用非优势手给过去的自己写信。通过回顾过往，你会看到你可能正背负着不必要的包袱，而它正阻碍着你前进。

步骤

❶ 在日记本的某一页上画一条线作为时间线。

❷ 在这条线上，大致标出出生、童年、青春期和现在的日期。

❸ 添上你人生中的重大事件，譬如庆祝活动、获奖、快乐时光和悲伤时期。

❹ 再加上重要的人以及你们的关系。

❺ 在日记本的下一页，写出以下"想一想"的答案。

想一想

❀ 你对某些事件当时有何反应？

❀ 有没有什么特别的事件给你留下了长久的印象？

❀ 通过回顾自己的大事年表，你对自己有什么了解？

❀ 你现在是否怀有怨恨情绪，以致你无法与人交往？

最佳解决方案

识别出问题并探索可能的应对方案，可以帮助你从不同的角度看待同一处境。观察不同的结果，也可以帮助你找到解决方案。当你焦虑不安、处于战斗或逃跑模式时，你大脑所做出的反应，并不是在良好的状态下产生的，而是在恐惧的状态下产生的。你需要先花点时间冷静下来。一旦你冷静下来，你就会有不同的方法来解决问题。

步骤

❶ 找出你当前所遇到的问题。

❷ 写出针对该问题的三个解决方案。

❸ 写出每个解决方案的优缺点。

❹ 考虑每个解决方案的后果。

❺ 考虑在每个设想的情况中，你会有怎样的感受。

❻ 检查你的解决方案，并选择最佳方案。

❼ 本写作练习可以用绘画代替完成。请发挥创意，并享受过程中的乐趣。

想一想

❀ 你是如何确定最佳解决方案的？你用的是逻辑、直觉还是两者兼而有之？

❀ 通过制订计划来解决问题，感觉怎么样？

自我对话

目标

- 培养自我觉察
- 纠正错误认知
- 推动积极思考
- 培养解决问题的能力

练习时长：20 分钟

材料

☐ 日记本
☐ 笔

消极的自我对话会滋生抑郁。当你意识到这种行为时，你可以学着用更积极的话语来代替消极的话语。你在生命之外有很想要的东西吗？你是否有过消极的想法或信念，它们与你想要得到的东西有关联吗？我见过一位来访者，她的负面想法蔓延至她生活中的各个方面。她一直告诉自己，她不够好。这影响了她的工作、家庭以及她与自身的关系。当她意识到这种行为模式，并用有益的、积极的想法取代了内心的消极对话时，她的人生观和人际关系都发生了变化，这对你也同样有帮助。

步骤

❶ 找出一个消极的自我描述或想法，并将其写在你的日记本中。

❷ 写下含义相反的句子。例如，把"我恨我自己"变成"我爱我自己"。

❸ 你有多少消极的自我认识，就重复多少次本练习。

想一想

❧ 你是否注意过自己一天中有多少消极的自我对话？

❧ 既然你已经写下并盘点了自己的想法，那么一周后再回来确认一下，发生什么变化了吗？

滋养内在自我

目标

- 培养自尊心
- 提升自我觉察和应对能力

练习时长：30 分钟

材料

☐ 日记本
☐ 笔

许多人认为自我关爱是对我们身体的保养，例如洗澡或理发。是的，这些活动可能会让人感觉很棒，但滋养内在自我也同样重要。我们的社会推崇一种文化，促使大家四处奔波、处理待办事项清单、不断一心多用地做事。本练习将帮助你专注于放慢速度。事实上，通过阅读这本书，你已经在朝着正确的方向前进了！你想怎样斟满自己的杯子？先提升自己，你才能为别人付出更多。如果你的杯子是满的，你就有更多的东西可以分享。

步骤

❶ 在你的日记本中画一个大大的杯子。

❷ 在你的杯子里写下自我关爱的活动，包括可以让你一整天都感觉良好的活动。例如，你可以写：喜欢如何享用一杯茶、洗澡、玩颜料、预约治疗师、检查你的目标、给自己买些花或散步等。

想一想

❀ 你需要滋养才能茁壮成长。那么，你是怎样照顾自己的？

❀ 你是否给自己时间去玩耍、放松并享受当下时刻？

❀ 你计划的第一个自我滋养活动是什么？请安排上吧！

拥抱自身优势

目标

- 建立自尊
- 提升自我觉察

练习时长：20 分钟

材料

☐ 日记本
☐ 笔

每个人都有独特的人生经历。这些经历，大多数对你来说都是独一无二的，因为它们体现了你的某一个或多个优势。有一次我坐上了一架四座飞机，飞过了加利福尼亚州的上空，那是一次激动人心的经历。而我对冒险的开放态度让我得到了这次机遇。本练习旨在将你的思维重新整合为积极模式。想想你曾经有过的一次奇妙经历：那是一次冒险，还是一次机遇？了解自己那些特别的经历，有助于你认识到人生还有很多可能性！

步骤

❶ 在你的日记本中，写下你曾经有过的一段奇妙经历。

❷ 接下来，列出你拥有的所有积极品质。以下是一些描述积极品质的词语：

- ❀ 有同理心的
- ❀ 坚强的
- ❀ 有创意的
- ❀ 值得信赖的
- ❀ 可靠的
- ❀ 诚实的

❸ 如果你想不出来，可以联系你的朋友，问问他们，你

身上具有什么积极品质。

❹ 如果你在未来感到自己受到了挑战，请重新审视上面这个清单。

想一想

❀ 这段经历与你的天分之间有联系吗？

❀ 今天就为自己好好庆祝一下吧！想一想你是怎么让自己与众不同的？

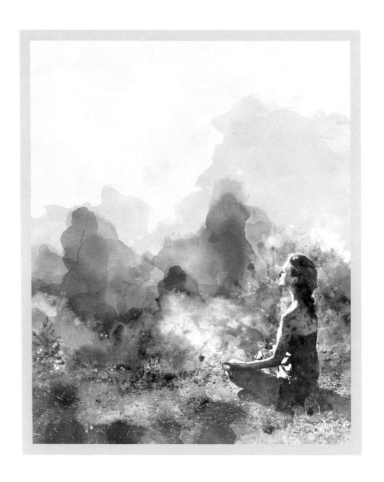

修复情绪的 100 项艺术练习

梦想视觉化

目标

● 鼓励设定目标

练习时长：30 分钟

材料

□ 日记本
□ 笔

视觉化是一种强大的工具，它可以带来积极的体验。通过视觉化，我们可以训练大脑制订目标，并想象出现实。运动员和高管经常使用视觉化，这样他们的大脑就可以将未来的成功当作现实。你在人生中真正想要的是什么？尽情想象吧，自由地创造自己渴望和值得的生活吧！

步骤

❶ 找一个安静、舒适的地方坐下。

❷ 闭上你的眼睛。

❸ 花点时间想象一下你理想的一天。这个想象，要从你醒来的那一刻开始，并包括这一天中的所有细节。

❹ 发挥你的想象力。你甚至可以选择在你理想的一天里，体验某种特定的情感。

❺ 完成视觉化后，在日记本中写下所有细节。

想一想

❀ 你所经历的是怎样的情感？

❀ 你如何将你的幻想体验应用到你当下的生活中？

内在小孩

目标

- 增强情绪调节
- 提升应对技能

练习时长：30 分钟

材料

□ 日记本
□ 笔

花一些时间与你的内在小孩建立联结。想想你以前住在哪里，和谁共度了时光。与内在小孩建立联结，会给你带来一种自由感，减轻你作为成人的压力。想想一个没有任何账单要付的孩子，他唯一的任务就是去上学，并玩得开心。然而，并不是所有的童年都是轻松愉快的。也许你小时候并没有什么机会玩耍。在本练习中，你将与未成年时的自我联结起来，以增进自我认识并得到治愈。

步骤

❶ 回忆自己还是未成年的小孩时的日子。那时你喜欢穿什么？你会扮演谁？你最喜欢做什么、吃什么、玩什么？

❷ 以八岁时的视角，用你的非优势手给现在的自己写一封信。你想对成年后的自己说些什么？

想一想

⑯ 你的内在小孩想传达给你的信息是什么？
⑯ 作为一个成年人，你是否给自己时间去玩耍？
⑯ 如果你的内在小孩需要治愈，他想要体验什么？

感恩的心

目标

● 增强应对技能

练习时长：20 分钟

材料

□ 日记本
□ 笔
□ 各类马克笔

感恩与更高的幸福度密切相关。感恩可以改变人的心态，帮助人们感受到更多积极的情绪。积极的情绪会让生活更充实。即使是最微小的事情，比如一杯咖啡或一个友好的微笑，也会激发人的感恩之情。通过练习感恩，你会开始在脑海里寻找一天中值得感恩的事情，从而使你的生活更加富足。如果你每天都练习感恩，效果最好。

步骤

❶ 在你的日记本中写下"我很感激……"，并在这句话的周围画一个大圆圈。

❷ 在这个圆圈内，写上你感激的人、场所和事物。

❸ 用马克笔为你的作品上色。

想一想

✿ 你觉得自己的人生有没有得到足够的支持？

✿ 今天，你最感激的是什么？

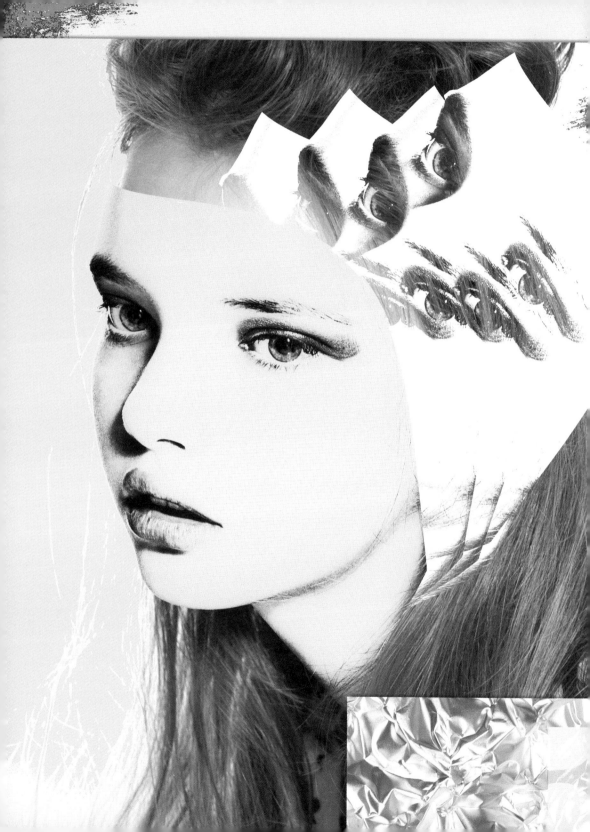

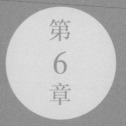

第 6 章

拼出内心的秩序

14 项素材拼贴练习

　　拼贴画采用多种材料。你需要对图片进行分类、剪切、黏合和组装，从而创造你想要的拼接与构成。每一次艺术创作的体验，都有助于你洞察自己在生活中的方方面面。

人生之书

目标

● 促进创造性表达
● 明确目标

准备时长：5 分钟
练习时长：每页 45
　　　　　 分钟

材料

□ 旧的硬皮书
□ 杂志
□ 剪刀
□ 胶水

人生之书能帮助你全面了解自己的生活。可以用这本书作为个人日志，每一页都可以专注于一个你想要达成的目标。人生之书，为你创造了设计自己生活的机会，而生活的每个方面都需要得到关注。你可以试着回顾一下"厘清思绪"（见本书第 5 章）中自己的价值观，厘清自己的思绪。为了完善这本人生之书，你可以根据自己的需求时不时开展这个活动，今天就在日志上花一点时间吧！

步骤

❶ 找一本可再利用的旧硬皮书。你要在这本书里进行书写和粘贴，以制作你的拼贴画。

❷ 确认你生命中最重要的东西是什么，以及你想如何分配和使用你的时间。在硬皮书中，为人生每个方面都留至少一页，包括身体、心灵、精神、情绪、经济以及人际关系（家庭、父母、友谊、伴侣）。在每页的顶部写上主题。

❸ 在杂志上剪下符合你理想的生活方式的文字和图片。

❹ 把这些文字和图片粘贴在书中。

想一想

✽ 你想把什么带入自己的生活，从中你又有什么发现呢？

✽ 当你设计自己的人生时，你有什么感受？

梦想拼贴画

目标

● 确定生活目标

练习时长：1 小时

材料

☐ 一张45cm×60cm
的厚画纸
☐ 素描铅笔
☐ 杂志
☐ 剪刀
☐ 胶水

了解自己想要怎么改善生活，十分重要。梦想拼贴画可以把你想要的东西带入你的生活，从而开启新的生活旅程。你所渴望的是什么？你想要改善你的人际关系、观念模式或感受方式吗？首先应明确你想要什么，这是实现目标的第一步。

步骤

❶ 把一张纸分成 3 等份。

❷ 在每一部分中，明确你在生活中想付出努力的一个方面。例如，第一部分可以是家庭，第二部分可以是社交生活，第三部分可以是工作。

❸ 为每个部分选择 3 个你想达成的目标。

❹ 从杂志上剪下代表这些目标的图片。

❺ 把这些图片粘贴在纸张的相应部分，为你的目标提供视觉元素。

想一想

✿ 你在拼贴画里发现了什么？

✿ 今天你可以怎么迈出一小步，让你的生活更接近其中的一个目标呢？

情绪拼贴画

目标

● 提高情绪调节能力

练习时长：50 分钟

材料

☐ 杂志
☐ 剪刀
☐ 胶水
☐ 一张45cm×60cm
　的厚画纸

情绪拼贴画，允许你尊重当下正经历的每一分每一秒。选择能代表你当前感受的图片，并把它当作情绪板。接受当下的感受，是真正能体验并释放它的方式。寻找能够表达你当前情绪的物品、场所和颜色。你可以发挥想象来放置每一张贴纸，并创造性地进行组合。

步骤

❶ 翻看杂志，找到一个可以代表你今天心情的标题，并剪下来。

❷ 找出并剪下让今天的你有共鸣的其他词语。

❸ 找出并剪下反映你今天生活的图片。

❹ 把图片贴在纸上。

想一想

✿ 当创作出你当下生活体验时，你有什么感觉？

✿ 是否存在整体的颜色主题？

✿ 你的艺术作品给你传递了什么信息？

焦虑拼贴画

目标

- 表达情绪
- 提升情绪调节能力
- 减少焦虑

练习时长：1 小时

材料

□ 杂志
□ 剪刀
□ 胶水
□ 一张45cm×60cm 的厚画纸
□ 各色马克笔

每个人都会经历某种程度的焦虑。当你因不能控制自己而持续担忧时，焦虑就成了大问题。在这个练习中，你将探索能引发你焦虑的各种经历。为了缓解焦虑，我们需要了解究竟是什么引发了这种情绪。

步骤

❶ 在杂志上寻找那些引发你焦虑的图片，把它们剪下来。

❷ 把图片贴在纸上。

❸ 用马克笔写下你对于这些图片和情景的想法。

❹ 给你的拼贴画命名。想一些可以帮助你缓解焦虑情绪的应对技巧。

❺ 在完成拼贴画后，或许画一个疗愈符号（见本书第 2 章）能够帮助你更好地稳定情绪。

想一想

⚜ 哪些地方会激发你的焦虑情绪？

⚜ 当你看着自己的拼贴画时，你的身体有什么感觉？

⚜ 你愿意放下担忧和压抑的情绪吗？

纸巾拼贴画

纸巾拼贴画是一种富有表现力的图画形式。在练习开始时，也许你并没有方向，不知道如何创作。那就允许自己嬉戏打闹一下，敞开心怀。用让你有共鸣感的颜色创造一个抽象的形状，把彩色的小块拼贴起来，做成类似彩色玻璃的图画，这是一种冥想练习。

步骤

❶ 把不同颜色的纸巾撕成碎片。
❷ 将液体胶倒入碗中，加入少量水。用画笔把胶水和水混合起来。混合液需要调得稠一些，如果难以搅拌，可适当再加水。
❸ 把彩色纸巾碎片放在纸上，设计出一个图案。
❹ 将画笔蘸上胶水混合液，轻轻地涂过彩色纸巾碎片，从而使这些彩色碎片黏在纸上。

想一想

🌼 是否出现了一个具体的形状、物体或结构？如果出现了，这对你意味着什么？
🌼 你用了什么颜色？为什么选择这些颜色？
🌼 你产生了什么样的感觉？

内外自我拼贴画

目标

● 发展自我觉察

~~~~~~~~

练习时长：1 小时

材料

☐ 杂志
☐ 剪刀
☐ 一张45cm×60cm
  的厚画纸
☐ 胶水

自我觉察是一个人对自己的性格、感情、动机和欲望的有意识的认知。真正的本真是能够与他人分享你内心的感受。在这个练习中，你将创建一个关于你内心情绪状态的视觉化表现，看看它是否与别人对你的认知相吻合。当你伤心的时候，是否面带微笑、若无其事？你会向别人展示真实的自己吗？审视自己的内在自我和外在自我，你将会认识到在生活中，自己真实的情绪和外显情绪表现有何不同。

步骤

❶ 从杂志上剪下表达感情的文字和图片。可以寻找幸福、喜悦、悲伤、冷漠、无聊、愤怒、暴怒、挫折、爱、震惊、焦虑和厌恶的图片。

❷ 把你的纸张分成两个等份。

❸ 在纸的一边，写下能代表你内心感受的文字，并放上相应的图片。

❹ 在纸的另一边，写下能代表你外显情绪表现的文字，并放上相应的图片。

想一想

❀ 你的内在感受和你展示给其他人的情绪之间有联系吗？

❀ 你能将自己脆弱的一面与他人分享吗？

❀ 你是否只和特定的人分享自己的某一方面？

表现拼贴画

目标

- 提高自我意识
- 认识自己的优点

练习时长：1 小时

材料

☐ 杂志
☐ 剪刀
☐ 各色马克笔
☐ 胶水
☐ 一张45cm×60cm
　的厚画纸

思考一下你想要拥有的优点。也许你想更大胆、更冒险，或者更健康？在本练习中，你将把这些想法融入自画像。我的一个来访者曾经创造出一个性感、大胆、剽悍的自我形象。后来她意识到，其实自己在生活中并没有这样的活力，但她渴望培养这样的自己。因此她更加主动地参与到工作和生活中，努力成为自信的人。

步骤

❶ 从杂志上剪下一个人物来表现你所渴望的自我。

❷ 使用各色马克笔改变人物特征，从而与你自己的特征（眼睛的颜色、鼻子、衣服）相匹配。

❸ 用胶水把人物粘贴在纸上。

❹ 在背景中添加词语，描述出你所想要表达的内容。

❺ 给你的拼贴画添加彩色的边框，使它外观完整。

想一想

✿ 你认为自己有哪些优点需要加强？

✿ 你已经接纳自己哪些方面的特征？

✿ 在这个过程中，你有怎样的感觉？

✿ 你将如何把这个"新自我"带入自己的生活？

安全感拼贴画

目标

- 提升应对技能和决策技能

练习时长：1 小时

材料

☐ 杂志
☐ 剪刀
☐ 胶水
☐ 一张45cm×60cm 的厚画纸

你可以把这个拼贴画当作一个安全计划，你也可以把它作为情绪调节工具。当强烈的情绪向你袭来时，看一看你的安全所在拼贴画，冷静下来，缓解焦虑。

步骤

1. 从杂志中选择能带来放松感觉的图片，你也可以从自我关爱练习中，为你的拼贴画挑选一些图片。
2. 把杂志上的图片剪下来贴在纸上。
3. 把拼贴画挂起来，这样当你感到焦虑或沮丧的时候，就可以看到它了。

想一想

- 你还想在自己的画上添加其他东西，使自己感到安全吗？
- 是否有屏障、围栏或围墙保护着你？如果有，这些内容象征着什么？
- 你将如何结合你的五种感官感受，来描述你的安全所在？

在团体治疗中

如果是团体作业，你可以在大家一起创建拼贴画之前，提前剪好杂志图片。

目标感拼贴画

目标

- 提升应对能力
- 学会设定目标

练习时长：1 小时

材料

- □ 两张 20cm×30cm 的纸
- □ 磁带
- □ 杂志
- □ 剪刀
- □ 胶水
- □ 颜料
- □ 画笔
- □ 一杯水

目标感拼贴画可以帮助你明确，生活中的哪些方面是你可以尝试做出一些改变，从而实现预期的目标的。对于每一幅拼贴画，我喜欢为其选择一个词语，它能够为实现目标提供一些方向，比如，最近我的用词是光彩照人。你的图书的主题应该与你的目标有关。让那些与你的意图有关的图像自然浮现在你脑中。

步骤

❶ 把两张纸粘贴在一起，横向前后折叠，形成四个部分。

❷ 在杂志中找一些吸引你以及你想带入自己人生的事物的图片。

❸ 选择一个词语作为书的主题，剪下与它相关的图片。

❹ 把这些图片贴在你的书上，你可以同时使用这本书的正反面。

❺ 用颜料填满空白的地方，装饰你的书。

想一想

✿ 有哪些目标是可以实现的？这与你在拼贴画里设定的目标是否相匹配？

✿ 你选的词是什么？你能做些什么让这个词变成真的呢？

修复情绪的 100 项艺术练习

恐惧拼贴画

目标

- 应对情绪
- 管理情绪调节
- 提升决策和应对能力

准备时长：10 分钟
练习时长：50 分钟

材料

- ☐ 杂志
- ☐ 剪刀
- ☐ 胶水
- ☐ 一张45cm×60cm
  的厚画纸
- ☐ 丙烯涂料
- ☐ 画笔
- ☐ 一杯水

当你在应对创伤事件，或者感到沮丧和难过时，恐惧可能会让你失去自我关爱的动力。恐惧可以压倒一切，可以阻止你继续前进。有些恐惧是有益的，因为它们能让你避免受到伤害；有些恐惧是消极幻觉，会阻止你前进。这个练习可以帮助你识别你的恐惧，并调节它们。

步骤

❶ 花 10 分钟找出 3 种阻碍你体验快乐或实现目标的恐惧情绪。

❷ 从杂志中选择可以表示你的恐惧感受的图片。

❸ 把图片剪下来，贴在纸上。

❹ 一旦这三种恐惧都表现出来了，选择代表恐惧的颜色，并在你的拼贴画中加入这些颜色。

想一想

✤ 你恐惧的是身体威胁，还是心理威胁？

✤ 你能想出任何正面的自我陈述，来解决你的恐惧吗？

需求拼贴画

目标

- 识别需求
- 提高决策能力

练习时长：1 小时

材料

- □ 一张45cm×60cm 的厚画纸
- □ 各色马克笔
- □ 电脑
- □ 打印机
- □ 剪刀
- □ 胶水

我们需要滋养自己的一些基本需求。这幅拼贴画为你提供了一个框架，可以知道你的哪些需求已经得到了满足，而哪些则需要被关注。如果需求没有得到满足，你会感到心理不平衡，或者觉得你的生活中缺少了什么。当你能看到并满足这些需求时，你就能做出更好的选择。如果某一方面需要重视，那么你需要在接下来的几天里着重关注它。

步骤

① 把你的纸张分成七栏。

② 为每一栏写上如下标记：

  ❀ 安全需求（合理的保护，免受的身心伤害）

  ❀ 生理需求（食物、住所、水）

  ❀ 控制需求（左右事情的力量及对事情的影响）

  ❀ 信任需求（良好的人际关系）

  ❀ 自尊需求（你对自己的感受）

  ❀ 个人享乐需求（做有趣的事）

  ❀ 个人成长需求（精神和社群联结）

③ 从网上选择代表每个类别的图片。

④ 打印这些图片。

⑤ 把图片剪下来，把它们粘到相应的类别里。

⑥ 自由发挥创意，用你的马克笔把你自己的设计添加到纸上去。

想一想

  ❀ 你的自我关爱需求之间是否平衡？

  ❀ 是否有需要关注的地方？

内疚与羞愧拼贴画

目标

● 释放情绪

练习时长：1 小时

材料

□ 杂志
□ 剪刀
□ 胶水
□ 一张45cm×60cm
  的厚画纸
□ 各色马克笔
□ 水彩颜料
□ 画笔
□ 一杯水

内疚是指你觉得自己要为自己做错的事负责。即便已经道歉了，这种感觉也许还会一直存在。羞愧是指一种更加痛苦的羞辱感，羞愧会让人认为自己不配拥有爱、友谊或幸福。它会影响你生活的方方面面，从而导致孤立、虚假、虐待、酗酒或工作狂的行为。许多羞愧的人因为害怕丢人而未能寻求帮助，但其实更为重要的是认识到羞愧是何时产生的。因此与专业治疗师讨论你的作品，可以帮助你分享故事、开启疗愈过程。

步骤

❶ 从杂志中选择你认为能代表内疚和羞愧的图片，并剪下来。

❷ 把图片贴在纸上。

❸ 使用马克笔写下可以表达自己感受的词语。

❹ 用水彩为拼贴画增添色彩。

想一想

✺ 你在创作这幅拼贴画时，有什么感受？

✺ 你是否能够原谅自己以及相关的其他人？

✺ 你的艺术作品给你传递了什么信息？

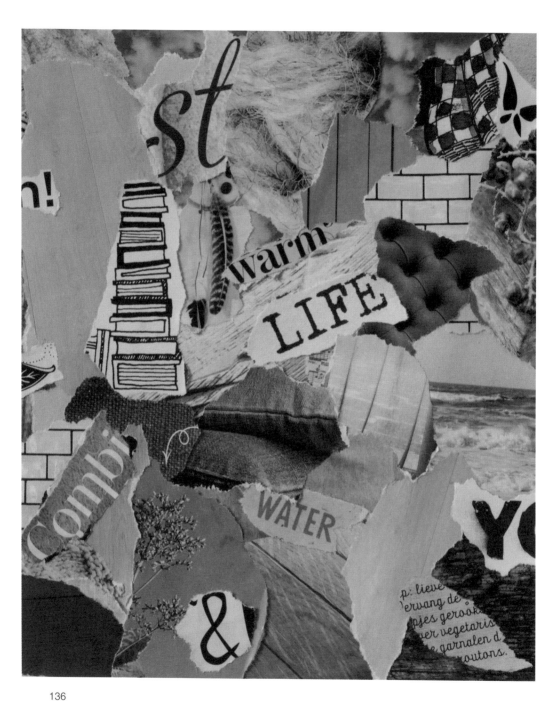

修复情绪的 100 项艺术练习

思绪拼贴画

目标

- 提升应对能力
- 识别情绪
- 提升自我觉察能力

练习时长：1 小时

材料

☐ 杂志
☐ 剪刀
☐ 胶水
☐ 一张45cm×60cm
　的厚画纸
☐ 各色马克笔

有时你没有意识到：自己越忙，大脑就越被各种各样的想法所占据。你可以为自己脑海中的一些想法创造一种视觉化表现，让自己更加深入地了解那些一直占据着大脑的想法。这个活动有助于你评估自己的想法是否健康。

步骤

❶ 从杂志上选择一张图片来代表你自己的想法，并剪下来。

❷ 把图片贴在纸上。

❸ 用马克笔在图片的周围画上线条和图案，进一步呈现脑海中的想法。

想一想

❋ 什么想法占据了你大部分的时间？

❋ 是否有什么想法对你毫无用处？

"我是"拼贴画

目标

- 提升自尊
- 培养应对技能

练习时长：1 小时

材料

- □ 笔
- □ 一张45cm×60cm 的厚画纸
- □ 杂志
- □ 剪刀
- □ 胶水

认清自己所有的优点和独一无二的品质，会让你无比强大。这幅拼贴画可以帮助你发掘你的强大与独特之处，使你成为独一无二的自己。我的许多来访者很喜欢这个活动，因为这几乎可以立刻改善他们的情绪。

步骤

❶ 把"我是"写在纸的中心位置。

❷ 在杂志中找到能代表你所有积极品质的词语，并剪下来。

❸ 把词语粘贴在纸上，由"我是"这个词语开始，将词语呈放射状拼贴起来。

❹ 把这幅画放在你可以经常看到的地方，增强你的自尊。

想一想

❀ 拥有所有这些优势，是什么感觉？

❀ 你如何在生活的不同方面运用这些特征？

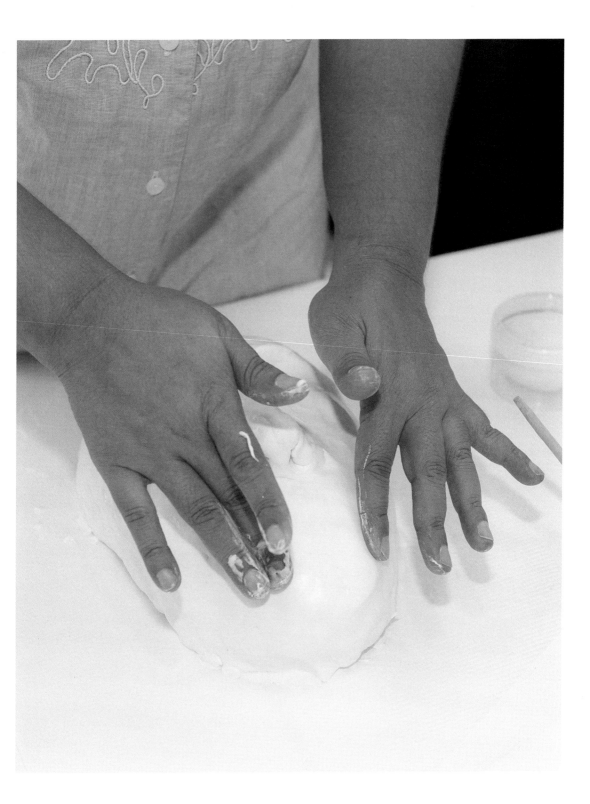

致谢

我要感谢每一位在我的艺术治疗实践中帮助过我的教授、导师和同事。感谢玛西娅·罗萨尔（Marcia Rosal）、大卫·古斯萨克（David Gussak）和贝蒂·乔·特雷格（Betty Jo Traeger）教我基础知识。我很感谢有机会为迈阿密戴德县公立学校系统的高危青年提供艺术治疗服务。我很感激我的来访者，是他们让我成为一盏明灯。我向我的丈夫豪尔赫·古兹曼由衷致谢，特别感谢他支持我不懈努力、追求目标，并且这份支持坚定不移、始终如一。

资源 ========================

For more information about art therapy:

American Art Therapy Association:
www.arttherapy.org

Author's website:
www.leahguzman.com

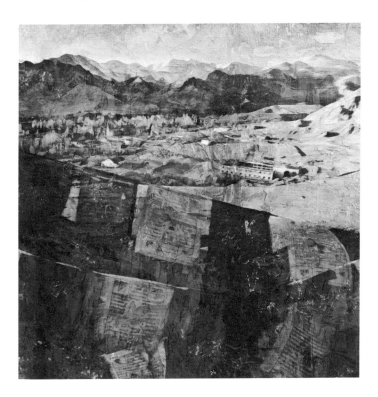

参考资料

Art Therapy Journal. "The History of Art Therapy." Accessed November 14, 2019.
www.arttherapyjournal.org/art-therapy-history.html

GoodTherapy. "Art Therapy." Accessed November 14, 2019.
www.goodtherapy.org/learn-about-therapy/types/art-therapy.

Kaimal, Girija, Kendra Ray, and Juan Muniz. "Reduction of Cortisol Levels and Participants' Responses Following Art Making." *Art Therapy* 33, 2 (2016): 74–80.
www.ncbi.nlm.nih.gov/pmc/articles/PMC5004743/

National Institute of Mental Health. Accessed November 14, 2019.
www.nimh.nih.gov/health/topics/depression/index.shtml

Rosal, Marcia L. *Cognitive-Behavioral Art Therapy*. New York: Routledge, 2018.

Tolle, Eckhart. *A New Earth: Awakening to Your Life's Purpose*. New York: Penguin Books, 2005.

UCLA Mindful Awareness Research Center. Accessed November 14, 2019.
www.uclahealth.org/marc/research